产 后 修 复

{指 南}

汪敏加 著

疼痛管理

受损盆底肌
腹直肌修复

体态纠正

身材重塑

POSTPARTUM
REPAIR GUIDELINES

人民邮电出版社
北 京

图书在版编目（CIP）数据

产后修复指南 / 汪敏加著. -- 北京 : 人民邮电出
版社, 2024.8
ISBN 978-7-115-64150-2

Ⅰ. ①产… Ⅱ. ①汪… Ⅲ. ①产褥期－护理－指南
Ⅳ. ①R473.71-62

中国国家版本馆CIP数据核字(2024)第077876号

免责声明

本书内容旨在为大众提供有用的信息。所有材料（包括文本、图形和图像）仅供参考，不能用于对特定疾病或症状的医疗诊断、建议或治疗。所有读者在针对任何一般性或特定的健康问题开始某项锻炼之前，均应向专业的医疗保健机构或医生进行咨询。作者和出版商都已尽可能确保本书技术上的准确性以及合理性，且并不特别推崇任何治疗方法、方案、建议或本书中的其他信息，并特别声明，不会承担由于使用本出版物中的材料而遭受的任何损伤所直接或间接产生的与个人或团体相关的一切责任、损失或风险。

内 容 提 要

本书旨在为产后女性提供全面的运动康复指南。全书揭示了产后的常见误区，提供了产褥期的身体活动建议，介绍了开始规律运动前的身体准备，详述了纠正体态、减脂塑形的运动方法。书中的运动指导可以帮助产后女性改善盆底肌功能障碍和腹直肌分离问题，让身体为规律运动做好准备；解决身体排列和活动功能上存在的问题，重获完美体态和良好的功能表现；重塑身体不同部位的肌肉线条，打造天鹅颈、直角肩、平坦小腹、蜜桃臀等。任何想要通过运动解决产后出现的身体问题的的女性都能从本书的内容中获益。

◆ 著　　　　汪敏加
　　责任编辑　王若璇
　　责任印制　马振武

◆ 人民邮电出版社出版发行　　北京市丰台区成寿寺路 11 号
　　邮编　100164　电子邮件　315@ptpress.com.cn
　　网址　https://www.ptpress.com.cn
　　北京盛通印刷股份有限公司印刷

◆ 开本：700×1000　1/16
　　印张：11.75　　　　　　　　　　2024 年 8 月第 1 版
　　字数：140 千字　　　　　　　　2024 年 8 月北京第 1 次印刷

定价：59.80 元

读者服务热线：(010)81055296　印装质量热线：(010)81055316
反盗版热线：(010)81055315
广告经营许可证：京东市监广登字 20170147 号

前言

我是汪敏加，一名在运动康复领域耕耘多年的教育工作者，一名康复治疗师，也是一个8岁孩子的妈妈。作为母亲，我深知产后女性同时面临身体的变化、疼痛以及功能障碍等多重压力，这是产后恢复道路上巨大的挑战。作为康复治疗师，我也了解很多妈妈在产后康复过程中遇到的困惑和由于没有及时、科学康复受到的影响。作为专业产后康复工作者，我希望能将科学的、系统的产后运动康复理念、方法告诉读者，帮助读者高效、科学地实现产后康复。本书不仅仅是为那些刚刚经历了分娩的妈妈们准备的，它同样适用于那些致力于帮助产后女性恢复健康的专业人士，包括康复治疗师、私人教练、护士以及其他专业人员。我们的目标是提供一个全面的解决方案，帮助读者了解产后身体的变化，以及如何通过科学和系统的方法促进身体恢复和强化身体功能。

产后女性面临的挑战是多方面的。这些挑战不仅影响女性的身体健康，还可能影响激素水平及心理状态。这些挑战包括情绪波动、压力管理以及自我形象的变化，它们如果没有得到妥善的处理和解决，可能会长期影响妈妈们的生活质量。因此，了解产后的身体变化，采取有效的康复措施，对于促进产后女性的健康和幸福至关重要。妈妈们需要科学和系统的产后运动康复的帮助。

这本书会帮助读者从理论到实践，全面了解和掌握产后运动康复的知识。本书将从产后可能面临的身体功能障碍讲起，然后按照产后恢复的不同阶段，介绍怎样科学坐月子，重新启动产后身体，逐个击破身体功能问题的，全方位提升身体状态。本书将陪伴各位妈妈度过整个产后康复的过程，帮助各位妈妈实现理想的身体恢复。

本书将通过科学的康复训练方案，针对性地改善产后常见的盆底功能障碍、腹直肌分离、疼痛等困扰妈妈们的难题，帮助妈妈们提高生活质量、长期预防影响健康的问题的发生。本书介绍了每一位妈妈都关注的改善体态与身材的方法。本书将引导妈妈们了解哪些运动是安全有效的，如何根据自己的身体状况选择适合的康复训练方案，以及如何安全地进行康复训练。本书第2章至第5章都提供了具体的动作及动作步骤，动作练习次数、组数或时长，以及避免常见的错误和伤害的动作注意点。

本书兼具实用性和科学性，不仅分享了从科学研究中获得的知识，也融入了来自实际康复案例的临床经验。在编写《产后修复指南》时，我紧密遵循了最新的科学研究和临床实践指南，旨在为读者提供最科学、最有效、最安全的指导。我深知每位妈妈的产后体验都是独一无二的，因此将妈妈们在产后康复中可能遇到的各种挑战和各种需求都尽可能全面地写入书中，大家可以根据自己的具体情况到相应的章节寻找解决方案。

本书的每一章都力求提供清晰、实用的指导和建议，不仅能够帮助妈妈们恢复身体健康，更重要的是能够帮助妈妈们重建自信和恢复生活的质量。我希望这本书能够激发您内心的力量，帮助您勇敢地面对产后康复过程中的每一个挑战。让我们一起珍惜这段旅程，不仅因为它让我们身体恢复，更因为它让我们心灵成长和自我发现。愿《产后修复指南》伴您每一步，让我们共同迎接一个更加健康、充满活力的未来。

最后，感谢景新宇、杜可心、杨碧如、王耀正、张潇月在拍摄本书影像资料及绘制本书图片时给予的支持。

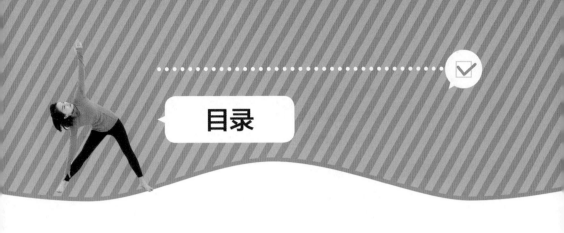

目录

重启你的身体——开始规律运动前的准备

 恢复运动第一步——体态的纠正，获得正确的身体排列

第5章 **再上一个台阶，华丽回归**

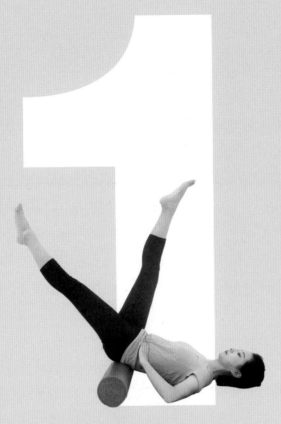

第 **1** 章

致刚生完宝宝的你

刚刚生完宝宝的你，除了拥有满眼的幸福和对宝宝的爱，也需要面对自己身体的一系列变化和挑战，尤其是第一胎的妈妈。妈妈们可能会遭遇一些让自己无助的功能障碍，还可能面临持续的疼痛。为了战胜这些产后的困扰，让我们先来了解它们。知己知彼，才能有勇气打败它们！

1.1 产后的问题那么多，如何做回"小仙女"

生宝宝是一个伟大又艰辛的过程，有一个成语叫作"为母则刚"，每一个妈妈都是勇敢而坚强的。

相信很多妈妈跟我有一样的体会，怀孕后期最期待的事情就是快点"卸货"，再度恢复到轻盈自由的身体状态，做回原来那个"小仙女"，就像明星一样，快速恢复光彩照人的状态。可是事实的真相却是，生产过后要面对伤口痛、浮肿、哺乳的困难、漏尿、肩颈腰背痛等一系列问题，仿佛永远都睡不够，还要应对宝宝的各种未知问题。新手妈妈仿佛在狼狈中升级打怪，一身的不适再加上浮肿的身体，哪里还有往日"小仙女"的影子，简直连镜子都不想照。

写这本书的初衷，是希望能够帮助各位产后妈妈从容应对产后各种问题，在产后能以最佳的身体状况做回"小仙女"。只要大家了解了生产和产后的基本规律，按照规律科学地、有步骤有计划地进行产后康复，那么就能实现"内外兼修"，恢复身材并收获健康的身体。第一步我们要做的是，认识产后可能会出现的问题，做到知己知彼，根据问题针对性地来解决，对症下"药"。

大家不要因为一些看上去很陌生的医学专业术语而萌生打退堂鼓的想法，这里列举的都是产后很常见的问题，也是我在临床接诊时遇到的妈妈们在产后会面临的频发症状，让我们一一了解下吧。

1.1.1 产后盆底功能障碍

要认识盆底功能障碍，我们先来认识一下什么是盆底。盆底是与妊娠和生产密切相关的一个部位，指的就是骨盆的底部，是由盆底肌、筋膜组成的类似吊网的结构。盆底的重要程度常常超乎大家想象，它与我们日常很多功能都有关，例如排尿、排便、生殖健康、性生活，等等。盆底就像一张吊床，承载着我们的器官——由前至后分别是膀胱、子宫和直肠（图1.1a、图1.1b）。盆底肌上有开口，女性有3个开口，连着咱们的3个器官，分别是尿道、阴道和肛门。如果盆底肌出现问题，上面连着的器官都可能出现故障。当然，男性也有盆底，只不过男性的盆底只有两个开口——尿道和肛门。男性的盆底功能与排尿、排便、性功能也是直接相关的。

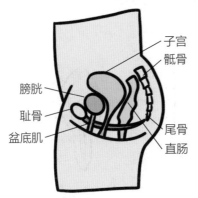

图1.1a　盆底肌及承载器官侧面观

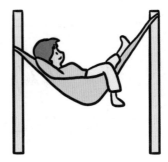

图1.1b　盆底肌像吊床

盆底肌这张吊床在妊娠和生产的过程中可能会下降2.5cm这么多（图1.2a、图1.2b）！没错，你没看错，就是2.5cm！一般人一根手指的宽度是1cm左右，你可以想象一下2.5cm有多长。对于盆底这个部位而言，2.5cm的下降幅度是相当大的，这种松弛和下垂还会引发很多功能上的问题。

图1.2a　盆底肌下降前

图1.2b　盆底肌下降后

有些妈妈可能误以为顺产就意味着盆底肌没有问题，但实际情况是否定的。顺产妈妈的盆底肌在生产过程中受到了巨大的冲击和影响。

妈妈们回忆一下，在宫缩阵痛开始后，宝宝迫不及待地要出来的这个过程中（尤其是第二产程）产生的持续向下的冲击力对盆底的各种组织（神经、肌肉、筋膜等）造成了巨大的影响。这个过程可能持续几十分钟甚至几个小时。有些妈妈可能因为宝宝头围较大或需要快速分娩而接受了会阴侧切（图1.3a），也有些妈妈可能出现会阴撕裂（图1.3b）。无论是侧切还是撕裂，都对盆底肌造成了损伤，只是侧切是规则的切口，而撕裂则是不规则的伤口。

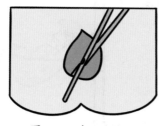
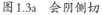
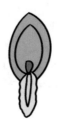

图 1.3a　会阴侧切　　　　图 1.3b　会阴撕裂

对于通过剖宫产生下宝宝的妈妈们来说，她们可能认为宝宝是从肚子里面取出来的，盆底的问题与自己无关。但实际情况并非如此。怀胎十月期间，随着宝宝的体重逐渐增加，盆底组织承受的负担也逐渐加重，尤其是在孕晚期。盆底肌时刻都在承受巨大的压力，长期受力下，盆底会被拉长变得薄弱。腹部的软组织（筋膜）是与盆底的软组织相连接的，在进行剖宫产时，腹部软组织延续性遭到破坏，张力的改变也会影响到盆底肌。

盆底功能障碍（PFD）包括尿失禁（UI）、压力性尿失禁（SUI）、盆腔器官脱垂（POP）和肛门失禁（AI）、膀胱过度活动症（OAB）以及性功能障碍等[1]。女性群体中的发病率为23%～49%[2]，产后女

[1] 汪敏加，廖远朋，妊娠期腰痛的影响因素及其康复治疗进展，中国全科医学杂志，2018。

[2] TAMI S Z L,MARIA P B I,THAYSA M D S A,et al. Questionnaires to evaluate pelvic floor dysfunction in the postpartum period: a systematic review[J]. International Journal of Womens Health,2018, 10: 409-424.

性的发病率约为50%，其中一次分娩人群患病率为12.8%，二次分娩人群为18.4%，而三次以上分娩人群为24.6%。中老年女性发病率甚至达到了49.7%。

其中常见的盆底功能障碍最主要为盆腔器官脱垂、压力性尿失禁。这几类问题也是我在门诊遇到困扰产后妈妈最多的情况。我们一起来认识一下吧！

盆腔器官脱垂：看过前面的图，大家已经知道女性的盆底是支撑膀胱、子宫和直肠的底座（图1.4a）。当盆底受到创伤而变得非常薄弱时，它的支持能力就下降了，这就导致这3个器官可能无法保持在原来的位置上，在重力的作用下就会向下脱出，称为器官脱垂。通常根据发生部位的不同，可分为膀胱脱垂（图1.4b）、阴道前壁膨出（图1.4c）、子宫脱垂（图1.4d）、阴道顶脱垂、肠疝和阴道后壁膨出等多种类型，且多部位脱垂经常同时存在。虽然这些专业医学术语听上去有点吓人，但除了少数需要手术的情况外，大部分症状都可以通过康复训练来改善。本书后面有详细的训练方法。

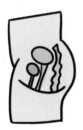

图1.4a　盆底肌正常支撑器官

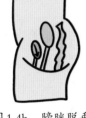

图1.4b　膀胱脱垂

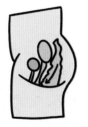

图1.4c　阴道前壁膨出

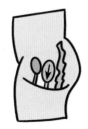

图1.4d　子宫脱垂

压力性尿失禁：这里讲的压力可不是心理压力，而是指我们的腹内压。当我们打喷嚏、憋气或拿比较重的东西时，腹内压会增加。我们可以将肚子想象成一个气球，当用手挤气球时，压力会聚集在最薄弱的地方。如果气球口如果没有系紧，气体就会漏出来。盆底也是如此，当腹内压增加时，如果我们的盆底很薄弱，无法承受增加的腹内压，就会发生漏尿的情况，称为压力性尿失禁。产后约有30%的妈妈会在咳嗽、大笑、上下楼梯、跑跳时出现漏尿的尴尬症状。产褥期（产后6周）轻微漏尿属于正常情况，然而如果产后半年仍有这种症状，则需要引起重视并及时解决，因为随着年龄的增长，肌肉量和肌肉力量都会逐渐下降，盆底肌也不例外。这意味着随着年龄的增加，问题可能变得更加严重，甚至影响正常的生活。而压力性尿失禁在中老年女性中也是一个常见的功能障碍。本书第3章将提供针对性训练计划，无论是产后的妈妈还是中老年女性都是适用的。改善肌肉功能，任何时候都不晚，而且通过一段时间的坚持，你会明显感受到改变。

1.1.2　产后性功能障碍

宝宝出生后，许多妈妈在性生活的恢复方面都需要一个比较漫长的阶段，尤其是那些经历了较为痛苦的分娩过程的妈妈。她们需要花一段时间来重新找回原本的感觉。

产后性功能障碍也是一个非常常见的问题，有数据调查发现，国内产后出现性功能障碍的女性高达62.84%，这严重影响了她们的生活质量和幸福感。产后性功能障碍是由复杂的生理及心理原因导致的。产后身体的变化、照顾宝宝所带来的身心疲惫以及心理上的紧张等等都可能导致性功能障碍。不少妈妈会提及"性冷淡"这一问题，她们既需要爸爸们给予更多的关怀，也需要给自己一些时间来逐渐调整心理状态。当然，良好的休息和心情也至关重要。在生理上，一些妈妈会遇到性交痛的问题，无论她们如何努力放松，都没有办法解决这一问题，特别是对于经历了侧切或撕裂伤口缝合的妈妈而言。这与盆底肌肉的张力有很大的关系。良好的肌肉状态应该是在收缩时有力量，在放松时柔软有弹性。当肌肉随时随地都处于紧张的状态时也会表现为功能障碍。盆底功能性电刺激以及良好的盆底功能训练可以帮助恢复正常的盆底张力。遇到产后性功能障碍的妈妈可以查看第3章，我们提供了一些自我盆底训练的方法，帮助大家解决性交痛的困扰，改善性生活质量，提升产后的幸福感。

1.1.3　产后疼痛

怀孕是一个很辛苦的过程，很多妈妈在孕期就开始出现一些疼痛的症状，比如腰背痛、坐骨痛。幸运的话，有些疼痛会随着宝宝诞生逐渐消失，但更多的时候疼痛会延续到产后。在"坐月子"过程中，或者在照顾宝宝、哺乳时，错误的方式往往还会加剧疼痛的程度。此外，产后由于激素等多种因素的改变，还可能出现更多的疼痛，比如大家常听说的"妈妈腕""妈妈肘"或者肩颈痛。

疼痛出现的原因很多，包括长期错误的体姿（孕期属于骨盆前倾的体姿）、肌肉力量薄弱、软组织失衡、肌肉代偿、身体灵活性下降以及特殊阶段的激素水平等。因此，产后疼痛存在着个体化差异，即不是必然的，有些妈妈可能会出现，而有些妈妈可能不会。然而，产后疼痛的发生率相对较高，许多在产后康复就诊的妈妈长期受到疼痛的困扰。据研究报道，产后腰痛的发生率为33%，而骨盆带腰骶部疼痛的发生率为50%[1]。

本书的后面会详细介绍在产后正确地使用自己的身体，以避免疼痛的发生。

1.1.4 腹直肌分离

腹直肌是我们肚子最浅层的肌肉，薄薄的腹部脂肪和良好的腹直肌线条是各位"小仙女"梦寐以求的马甲线。

腹直肌分离是腹白线松弛导致腹部突出的一种并发症。通常由腹内压升高引起，常见于妊娠、肥胖、腹部手术等情况。妊娠相关的腹直肌分离占总数约74%。在孕期，尤其是孕晚期，扩大的子宫会使腹壁向两侧扩张，腹直肌从腹中线向两侧分离。通常情况下，产后腹壁会逐渐恢复，腹直肌会再向中线靠拢，通常半年到一年即回到原先位置（图1.5a、图1.5c）。如果腹壁本身较薄弱，或者存在双胞胎、胎儿过大、羊水过多、多次生产等情况，产后半年腹直肌仍然不能回到原先位置，且分离距离≥2cm，则诊断为产后腹直肌分离症（图1.5b、图1.5d）。研究显示，患病率在孕期第21周、产后6周、产后6月、产后12月分别为33.1%、60.0%、45.4%和32.6%。此外，绝经期妇女和男性中也有案例。

产后腹直肌分离症往往很多时候都没有被正确诊断。事实上，腹直肌由两部分组成，分别位于肚脐左右，中间由腹白线连接，腹白线由腱膜在腹前正中线上交织而成。因此，腹直肌在中间的位置本来就是分开的，尤其是在肚脐的位置。由于网络信息的丰富，大家对腹直肌分离有所耳闻。很多产后的妈妈在就诊时总是说自己的腹直肌分离得很严重，有些是受到网络信息的影响，加上产后比较焦虑，自我诊断为腹直肌分离；有些是因为接受了不专业机构的错误评估。临床上遇到的很多妈妈，常常"高估"了自己腹直肌分离的程度。但是一旦出现了腹直肌分离，那一定要谨慎地进行专业的康复训练，否则会使得分离加剧，甚至出现腹部疝等严重问题。

有趣的是，腹直肌分离并不仅发生在产后女性身上，还会发生在腹部过大的人群中，比如有啤酒肚的男性和腹部肥胖的人。

　　本书的第3章将详细介绍腹直肌分离的自我评估和简便易行的康复方案，各位怀疑自己出现腹直肌分离的妈妈们可以去了解。

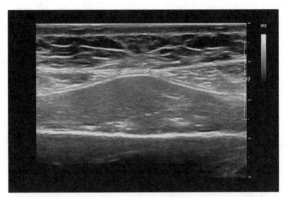

图1.5a　正常腹直肌B超图像

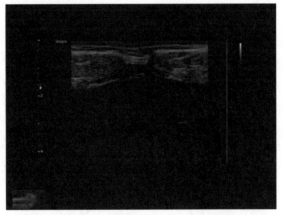

图1.5b　腹直肌分离症B超图像

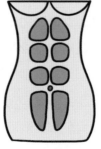

图1.5c　正常腹直肌

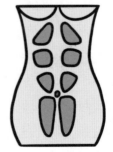

图1.5d　腹直肌分离症

1.1.5 耻骨联合分离

耻骨联合分离也是认知度比较高的一个疾病。常常听到就诊的妈妈们说："我一定是耻骨联合分离了，所以胯都变宽了，生完孩子裤子都穿不上了。"也许是大家常看到的图1.6b让大家误认为耻骨联合分离的距离非常大，是产后胯变宽的主要诱因。但是你们真的是冤枉了耻骨联合，产后胯变宽与耻骨联合分离无关。

首先，让我们来认识一下耻骨联合。耻骨是骨盆最前面的部分，耻骨联合是两侧耻骨的纤维软骨联合处形成的微动关节，几乎不怎么动（图1.6a）。耻骨联合分离症指的是联合处因外力而发生微小的错移，表现为耻骨联合距离增宽或上下错动，伴随局部疼痛和下肢抬举困难等功能障碍病症（图1.6b）。

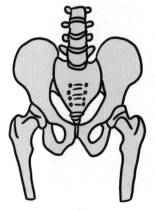 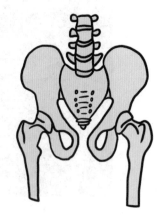

图 1.6a　正常耻骨联合　　　　图 1.6b　耻骨联合分离症

耻骨联合分离最常见于妊娠后期和产后女性，由于激素水平的影响，耻骨联合韧带松弛，有助于在顺产过程中耻骨联合分开，使宝宝顺利娩出，但分娩结束后会恢复。然而，有些妈妈在妊娠后期，由于婴儿重量对骨盆的压迫可能导致耻骨联合分离。还有一些妈妈分娩时产程过长，胎儿过大，用力不当等情况都会造成产后骨盆力量平衡失调，导致关节微小错位，使耻骨联合面不能恢复到正常位置，经过一段时间仍未能自行恢复，症状加重形成了产后耻骨联合分离。

为什么胯宽与耻骨联合分离没有关系呢？首先，正常的骨联合间隙为4~5mm，随着激素水平的变化，可增宽2~3mm，如果超过10mm时，即出现耻骨联合分离。10mm也就是1cm，大约一个手指的宽度，对于腰臀围的影响甚微。其次，发生耻骨联合分离的患者会出现：耻骨联合处明显的疼痛，在负重、活动时疼痛明显加剧，并可能合并背部、腹股沟区域的疼痛；行走困难，重心移动缓慢，骨盆环不稳定。所以如果你行走正常且没有明显的疼痛，你就一定没有发生耻骨联合分离。图1.7是耻骨联合分离症患者的X线片，大家可以看到有明显的分离缝隙且上下错位。

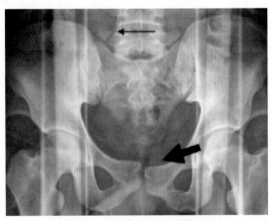

图1.7　耻骨联合分离症X线片

如果产后很长时间持续有以上的疼痛症状，没有缓解，建议到医院就诊，可以通过临床骨科的物理检查及X线片明确诊断。

体形的问题并不属于产后功能障碍的范畴，也不会对生活产生功能上的影响，但它几乎是每一位产后妈妈最迫切需要解决的问题之一。产后的浮肿、腰臀围增加、妈妈腹、臀部下垂问题，让各位妈妈非常有挫败感。

孕期由于激素（雌激素、孕激素）水平的改变，会引发水钠潴留，有的妈妈会出现水肿的情况，再加上子宫增大，可导致双下肢及盆腔血液循环不畅，出现双下肢及外阴水肿的表现。随着产后激素水平的回落，浮肿会逐渐消除，产后一周左右，大多数妈妈都能够排除多余的水分，下肢、手部还有脸上的浮肿会明显改善。

孕前体重正常的女性，孕期体重增加10～12.5kg都在合理范围内。分娩后，宝宝、胎盘和羊水的重量会减去5kg左右的体重。孕期体重增加较多的妈妈们，其实大部分的体重是长在了自己身上。产后体重超重的妈妈，在测试身体成分时，往往会发现脂肪率偏高，肌肉含量偏低。想要恢复好身材，最有效的方法就是有氧训练结合力量训练，配合合理的饮食。本书的第5章为妈妈提供了训练计划，帮助大家在产后2～6个月的时间里，成功变身辣妈。

以上就是产后常见的功能障碍及问题，大家可以根据自己感兴趣的内容，找到后面对应的康复训练章节，让我们知己知彼，一起来正面解决这些问题，重回"小仙女"的状态。

1.2　产后误区大辟谣

• 产后一年内才是产后康复期

在与产后妈妈的接触中，我最常听到的问题就是，"产后多久算产后康复期""产后康复是不是有黄金期""我已经产后一年多了，是不是已经错过了产后康复的黄金时机了"，诸如此类。

女性从分娩完成以后的时间开始，都算产后康复期。当然，康复训练一定是越早进行越好，产后的第一时间就介入康复，出现问题的风险更低，恢复得也会更快；但是，何时开始进行康复训练都为时不晚，都可以改善现有的功能障碍。

• 产后恢复小蛮腰就靠束腹带了

产后让很多妈妈最为苦恼的是不再拥有小蛮腰。很多妈妈说："我就想要平坦的小腹，受不了生完孩子后肚子上一层层的赘肉，又松又垮。生完孩子一定紧紧地绑上束腹带，免得肚子松了。"

孕期腹围增大，腹部变得松弛是一个必然的过程。不是有一句话么，"孕妇的肚子就像吹气的皮球一样鼓起来"。这个过程中脂肪堆积和肌肉松弛是必然的。束腹带紧紧地勒上了，看似瘦了，实际上对腰围的减小和平坦的小腹没有一点帮助，还会带来盆底功能障碍的风险。想要拥有小蛮腰，最关键的要素是很薄的腹部皮下脂肪、紧实的腹部肌肉和适量的内脏脂肪，这些都只能通过运动来实现，使用按摩仪器收效甚微，束腹带更是毫无用处，既不能减少脂肪，也无法使肌肉紧实。而且产后盆底肌本身就处于薄弱状态，紧紧绑住的束腹带会增加腹内压，增加盆底肌的负担，无形中大大增加了漏尿、器官脱垂的风险。束腹带只适用于剖宫产妈妈在产后最初的几天使用，剖宫产产后较长时间以及顺产的妈妈都不建议使用。

• 产后裤子穿不下了，一定是我的骨盆分开了

相信了解了前面"耻骨联合分离"的妈妈一定已经清楚了。耻骨分开超过1cm就诊断为耻骨联合分离，发生耻骨联合分离会有剧烈的疼痛。很多妈妈抱怨产后裤子穿不上，骨盆可不能背这个锅。我们的关节周围都有强大的韧带，如果骨盆如大家想象的分开那么大的距离，那估计我们会因为疼痛无法站立。所以，各位仙女面对现实吧，裤子穿不上跟腰部、臀部增加的脂肪有关系，通过科学的方案减脂塑形是帮助大家变回"小仙女"的唯一途径。

• 产后到底能不能运动

产后能不能动？当然可以动了，但是这取决于妈妈的孕前、产前的运动习惯和身体状态。跑马拉松的明星在孕前和孕中一直持续有运动习惯。产后身体需要一定的时间恢复，即使妈妈们原本有良

好的运动习惯，产褥期也不建议大家进行大量的身体活动，产褥期结束后建议通过专业的产后康复评估，找有资质的康复师或教练制订运动方案。

例如产后有漏尿症状的妈妈，需要避免跑跳运动，因为垂直的重力冲击令本已薄弱的盆底雪上加霜。有漏尿症状的妈妈，除了建立根据我们书中的内容进行盆底功能训练之外，还应安全有效地运动。

• 月子里不能动，老了会得月子病

在老一辈的眼里，"坐月子"必须"严格执行"一些要求，否则老了就会出现"月子病"，出现腰腿痛或漏尿的问题就一定是月子里没有老老实实捂好躺着造成的。随着年龄的增长，肌肉骨骼系统会发生一系列退行性改变，出现腰腿痛是很正常的，而且以前我们对产后康复认知不足，老年阶段出现盆底功能障碍的概率相对较高。

在产褥期，也就是中国的月子，我们应该进行适合的身体活动，尽早地活动能帮助我们的身体恢复得更快，但是运动必须安全科学。根据美国运动医学会（American College of Sports Medicine, ACSM）的《产后运动指南》，顺产妈妈一般在产后2~4周，剖宫产妈妈产后4~6周可以开始运动，当然这必须是在无任何并发症的前提下，初期的运动方式也以身体的活动和步行为主。本书的第2章为妈妈们提供了月子期间安全有效的身体活动计划。

• 运动后可以喂奶吗

很多妈妈都会问这个问题，很担心运动后母乳不能给宝宝喝，乳汁会发生质的改变。运动的过程中身体会分解糖、脂肪来提供能量，同时也会制造一些代谢产物，比如乳酸。这些代谢产物在循环系统里运转，可能会有一些进入乳汁，但是没有负面的影响，只是可能会改变母乳的"风味"。我还遇到过一个特别爱喝妈妈运动过后的母乳的宝宝，大概他喜欢"酸奶"的口味吧。

● 腹部松了，赶紧做平板支撑、仰卧起坐来收腹

有许多妈妈本身有良好的锻炼习惯，也知道产后要恢复身体需要通过运动，可是要小心的是，运动方式和强度的选择有很多"陷阱"。比如，肚子松松垮垮，许多人第一时间会想到"腹肌撕裂"训练，通过平板支撑、仰卧起坐来"虐"出马甲线。可是产后妈妈的腹部肌肉通常是薄弱的，康复需要一个特定的过程，有很多训练细节要注意，否则可能没等练出马甲线就出现腰痛。本书后面的训练都有锻炼时的注意事项，妈妈们要注意查看哟。

以上就是我所遇到的产后妈妈们提问频率最高的问题。希望通过这里的解答，能够让大家更加科学地认识产后康复，也对自己重回"小仙女"建立更多的信心。

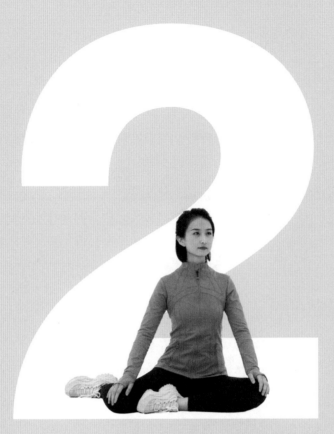

第2章
月子的正确打开方式

几乎每一位中国的妈妈在产后都要面临一个特殊的休养阶段——月子。月子有着悠久的历史，月子期间充分休息和调理对于妈妈的恢复至关重要。关于月子有各种各样的坊间传闻，这些传闻都是正确的吗？在本章，我们基于科学的观点，告诉大家到底怎样科学地坐月子，也会教大家月子期间适宜做的、能够活动身体的动作，帮助大家为产后康复打好基础。

2.1 对于月子深深的误解

每个妈妈在生产后几乎都逃不开坐月子，在我们传统的中国文化中，坐月子是一种仪式性的阶段，关于坐月子的记载最早可以追溯到西汉《礼记·内则》，距今已有两千多年。"肨"对应的是现代医学所说的"产褥期"，在这个阶段身体需要经过一段时间的恢复调整。科学地坐月子可以帮助妈妈得到高效的恢复，但是也有一些错误的观点广为流传。在这里我们就带大家了解科学的月子。

2.2 错误的"不可以"

2.2.1 不可以下床活动

很多人觉得新妈妈产后身体虚弱需要休息，就应该尽量少动，能躺着绝不坐着，能坐着绝不站着。但事实上，产后妈妈一直不活动是有风险的。如果长时间不活动，容易导致血液循环变得缓慢，血液淤积在深部静脉血管中有造成下肢静脉血栓的风险，还容易降低排尿的敏感度，有可能阻碍尿液的排出，引起尿潴留。

因此无论是自然分娩还是剖宫产，生产后都应早下床活动，恰当的身体活动不仅有助于子宫恢复，更有利于使下肢血流增快和恶露排出，避免引发下肢静脉血栓。

一般情况下，顺产的妈妈产后24小时内就可在床上靠着坐起来，第二天便可下床慢慢行走；剖宫产的妈妈可以稍晚一些，卧床期间要活动上下肢。无论是顺产的妈妈还是剖宫产的妈妈，月子期间都应该保持适量的身体活动，在生产完一周后可以尝试做一些产褥操或进行一些身体活动。本章为妈妈设计了活动身体的动作，这有助于妈妈的身体恢复，减少身体僵硬和疼痛的风险。

2.2.2　不可以洗头洗澡

不少地方都有产妇满月后才能洗头、洗澡的习俗，以免产后受风，这种做法非常不科学。事实上，由于新妈妈要把怀孕时增加的血容量排出去，月子里会出很多汗，加上产后需要不断排出恶露和分泌乳汁，需要及时清洗，保持身体的清洁和卫生。

顺产的妈妈产后2~5天就可以淋浴，如果身体比较虚弱，可以延迟洗澡时间，采用温水擦浴的方式进行清洁，但要注意清洗时不要触及伤口。而剖宫产的妈妈由于存在缝合伤口，需要多等待一段时间，前期可以采用温水擦拭身体、清洁外阴，在拆线2周后洗澡，此时最好选择温水淋浴代替盆浴，因为这个时候子宫口还没有完全闭合，淋浴可以降低感染风险。另外也要注意保证水温和室内的温度，洗澡时间不宜过长，洗完澡后尽快擦干穿衣，避免着凉。

2.2.3　不可以开窗、开空调

在有些地方，有"坐月子时应将门窗紧闭""不论何时产妇都要盖被"的说法，把房间弄得密不透风，即使在炎热的夏季，也要穿着长衣、长裤，戴上帽子、围巾，更不敢开风扇或空调，生怕着凉、受风，这就是俗称的"捂月子"。这种做法不利于保持室内空气流通，对妈妈和宝宝都不好。而且在夏季容易造成妈妈中暑，不利于身体恢复。

正确的做法是妈妈们的房间要适当开窗通风，夏季可以开空调或开风扇降温。夏季室温维持在24~27℃，冬季室温维持在15~20℃较为适宜。但无论是自然风还是空调或风扇的风，都建议不要直接对着风吹。妈妈和宝宝都需要阳光的照射，经常晒太阳身体的新陈代谢才会正常，如果把自己裹得太严，整日不见阳光，会阻碍妈妈的恢复和宝宝的发育。

2.2.4　不可以刷牙

过去有人说，"坐月子刷牙会造成牙齿酸痛、松动，甚至脱落"。其实，这种说法也是不正确的。月子期间每天都要进食各种各样营养丰富的糖类、高蛋白食物，而且往往是一日多餐，这些食物大多细软，本来就失去了咀嚼过程中的自洁作用，容易为牙菌斑形成提供条件。如果不刷牙，食物的残渣就会积存在牙缝里，造成口腔里的细菌大量繁殖，可能引发蛀牙、牙龈炎症和牙周炎等。

因此，妈妈们不仅要刷牙，而且要比平时更注重口腔的卫生清洁，最好每次进食后都用温水漱口。还有一点要注意的是，有些妈妈会有牙齿松动的现象，这并非刷牙引起的，可能与哺乳使得钙和磷大量流失有关，建议饮食中补充富含钙的食物。如果症状严重，可以遵医嘱服用钙剂。

2.2.5　不可以吃蔬菜水果

新妈妈好不容易"卸货"了，各种喜悦兴奋之后，又面临了各种"不能吃"。实际上，这些所谓的饮食禁忌大多是没有科学依据的。根据《哺乳期妇女膳食指南》，月子期间的饮食应该多样化，不过量，整个哺乳期要坚持营养均衡。对于蔬菜和水果，传统观点认为，这些食物"水汽大"不能吃。其实不是这样的，在月子期间妈妈们不建议吃寒凉、辛辣食物，需要全面补充各类营养，无需有特别的食物禁忌。妈妈们生产后多吃蔬果可以防止便秘，蔬果中含有丰富的维生素、矿物元素和膳食纤维，其中维生素C具有止血和促进伤口愈合的作用，纤维素可以很好地帮助妈妈恢复肠道功能，不仅预防便秘，还可以促进食欲，帮助身体快速恢复。

2.3　正确的"不可以"

2.3.1　不可以大补

在过去，人们常常觉得为了恢复身体和保证奶水充足，必须大补特补。因此，月子期间都约定俗成地给产妇准备鸡汤、猪蹄汤和肉汤等各种大补食物，还认为这样有助于哺乳。但是食补不代表吃得越多越好、越荤越好。

虽然在坐月子期间，妈妈们需要大量营养来补充孕期和分娩的消耗，促进身体的恢复，哺育婴儿，但这个阶段保持营养均衡的同时应该注意食不过量。能量过剩不利于妈妈体形的恢复，可能让体重滞留，造成月子期肥胖。

建议采用少食多餐的原则，饮食多样化，尽量以温性和平性的食物为主，避免进食生冷寒凉之物可以根据《哺乳期妇女膳食指南》的建议，适当增加富含优质蛋白质和维生素 A 的动物性食品和海产品的摄入，选用碘盐，合理补充维生素 D。多喝汤和水，限制摄入浓茶和咖啡，忌烟酒。

2.3.2　不可以提重物、干重活

产后尤其是坐月子期间，子宫恢复非常重要，如果提太重的东西或者干重活，可能造成内脏脱垂，包括膀胱脱垂、子宫脱垂和直肠脱垂，对盆底肌的恢复也有负面影响。因此产后应充分地休息，有时候选择做"甩手掌柜"更有利于恢复。

2.3.3　不可以过早同房

在传统观念中，人们习惯把"满月"当作新妈妈身体完全复原的标准，所以许多夫妻在宝宝刚满月时就恢复了夫妻生活。实际上，

这种做法对妈妈身体恢复是不利的。新妈妈生产后，恶露通常需要3周后才能排空，但子宫恢复大概需要6周。产褥期禁止过早同房，恶露排空前也应避免同房，此时同房可能引起妇科疾病。

2.3.4 不可以长时间玩手机

许多妈妈会觉得坐月子十分无聊，所以经常躺在床上看手机、看电视，长时间这样很容易引起眼睛疲劳。尤其是在黑暗的环境里长时间使用电子产品，对视力带来十分大的影响。坐月子时妈妈要注意眼睛的保护，不能过度用眼，建议看电视或者玩手机半个小时就要休息。多做眼部保健操，进行远眺，避免在月子期间视力大幅度下降。

2.4 产褥期的护理

分娩有剖宫产和经阴道分娩两种方式。剖宫产是安全成熟的手术方式，但它仍然是一项大的外科手术，因此伴随一定的手术风险，除出血、感染、损伤之外，还可能有产科的并发症，创伤比较大，所以产后恢复时间也会相应更长；经阴道分娩对母体的损伤相对小，尤其是对于子宫影响较小，产后恢复快，但一样有产科并发症的风险，如难产、大出血和产褥感染等。不论哪种生产方式，在产褥期都要进行良好的产褥期护理。

2.4.1 产后伤口的愈合及疤痕管理

剖宫产的妈妈们在腹部会有疤痕，但是疤痕不仅仅存在于腹部的皮肤和皮下组织，根据切口情况，子宫都会有不同程度的疤痕，因此需要更长的恢复时间。经阴道分娩的妈妈分娩时也可能会进行外阴侧切术，或者生产过程中由于撕裂而经历缝合。以上这些情况下，妥善护理切口以防止损伤和感染是很重要的。具体应如何做呢？

每天清洁切口。你可能会疼痛一段时间，但你仍然需要保持切口区域的清洁。淋浴时，让水和肥皂顺着你的切口流下来，或者用布轻轻地清洗伤口，但不要擦洗。然后用毛巾轻轻拍干。

穿宽松的衣服。紧身衣服会刺激你的切口，所以应选择睡衣、宽松的衬衫、慢跑裤或其他宽松的衣服。宽松的衣服也会让你的伤口暴露在空气中，这有助于加速愈合过程。

不要运动。伤口未完全恢复前应避免运动，太多太快的活动可能会导致切口裂开。尤其是弯腰或抬起物体时要特别小心。一般来说，不要举起比宝宝重的东西。

止痛药。对于剖宫产的妈妈们而言，伤口的疼痛在术后初期十分明显，可以遵医嘱使用止痛药物。

剖宫产的刀口范围比较大，表皮的伤口在手术后5~7日就可以愈合，但是，完全恢复的时间需要4~6周。

2.4.2　产后子宫复旧

妈妈们经过十月怀胎，子宫变为原来的数十倍大，从宝宝及其附属物从子宫分娩出后的那一刻起，在月子期间逐渐恢复到未孕状态的过程称为子宫复旧，包括子宫体肌纤维缩复、子宫颈复原、子宫内膜再生和子宫血管变化。子宫复旧是一件非常重要的事情，也是各位妈妈产后最应关心的问题。那么如何判断产后子宫恢复得如何呢？妈妈们可以通过观察子宫底以及恶露的颜色来判断。如果子宫恢复良好，在肚脐处可以触摸到子宫，大约过两个星期，子宫就无法被摸到，除非患有子宫肌瘤。此外，恶露的颜色逐渐改变，从鲜红、暗红、深黑到淡红色，再到无色。如果产后恶露时间较长，出现不规则的或大量的阴道流血，子宫不缩小等，则表明子宫恢复不良。血性恶露持续时间超过7~10天，并且常伴有下腹坠胀感或剧烈疼痛，妈妈们需要去医院检查子宫恢复情况。产褥期子宫恢复得好与坏和产后护理有着直接关系，以下是能够帮助子宫恢复的建议：

- 给子宫部位按摩，加速子宫收缩，降低产后出血概率发生；
- 产后尽量不要憋尿，在膀胱憋胀的情况下，可能会妨碍子宫收缩；
- 尽量避免腹部劳累、用力，避免腹压增大的情况。妈妈们要避免下半身用力，如搬重物、经常蹲的动作都应该尽量避免；
- 产后可以服用生化汤等进行调理，促进子宫收缩。

2.4.3　产后情绪改变

产后抑郁的表现

最常见的表现有以下几点：

- 情绪比较低落，容易哭泣、沮丧；
- 容易自责、内疚，什么事情都往自己身上揽；
- 无缘无故地易怒；
- 不愿意甚至回避与家人和专业人士接触和沟通；
- 食欲发生变化，变得不爱吃东西或食欲猛增；
- 睡眠出现问题，大部分产妇可能出现失眠，也有一部分会发生嗜睡；
- 容易焦虑、恐慌或完全依附家人的陪伴和帮助；
- 过度担忧婴儿的健康；
- 情绪非常消极，对孩子漠不关心；
- 无法享受任何美好的事物，包括夫妻生活；
- 产妇可能会出现伤害自己，甚至伤害孩子的行为。

爱丁堡产后抑郁自测量表（EPDS）

表2.1是爱丁堡产后抑郁自测量表。请您仔细阅读每一个问题，根据最近一周（7天）的心理状况，选择最符合您的答案，并在方

框内打钩。答案没有对与错之分，请您根据实际情况填写。

表2.1　爱丁堡产后抑郁自测量表

序号	题目	从不	偶尔	经常	总是
1	我开心，能看到事物有趣的一面	☐	☐	☐	☐
2	我对未来保持乐观的态度	☐	☐	☐	☐
3	当事情出错时，我毫无必要地责备自己	☐	☐	☐	☐
4	我无缘无故地焦虑或担心	☐	☐	☐	☐
5	我无缘无故地感到恐惧或惊慌	☐	☐	☐	☐
6	事情发展到我无法应付的地步	☐	☐	☐	☐
7	我因心情不好而影响睡眠	☐	☐	☐	☐
8	我感到悲伤或悲惨	☐	☐	☐	☐
9	我因心情不好而哭泣	☐	☐	☐	☐
10	我有伤害自己的想法	☐	☐	☐	☐

四个选项（从不、偶尔、经常、总是）分别赋值0分、1分、2分、3分，第1、2条分数反向，即从3分到0分表示从总是到从不。总分范围为0~30分。当得分大于等于10分、小于13分时，提示可能存在产后抑郁症；当得分大于等于13分时，提示可能存在严重的产后抑郁症。

如何缓解产后抑郁

缓解产后抑郁有三大治疗法宝。第一个是心理治疗，第二个是药物治疗，第三个是物理治疗。

如果是轻度和中度的产后抑郁，可以考虑心理治疗，其中包括支持性心理疗法、人际关系疗法、音乐疗法、行为疗法和倾诉法。此时爸爸的作用非常重要，一定要做到微笑，倾听，并行动。

如果爸爸这时不知道如何去安慰产妇，千万不要说大道理，一定要管住自己的嘴，然后真正地做到倾听，且帮助产妇照顾孩子以及分担家务。

如果是重度的产后抑郁，这时就要考虑药物治疗和物理治疗。物理治疗包括经颅的电刺激及电休克等治疗。

诉说和分享的过程也是治疗的过程，一定要说出来然后写下来，跟最亲密的人包括医生一起讨论，然后寻求帮助。

产后异常情况自我认知和评估

- 产后急症症状自检清单

（1）害怕自己通过伤害自己的方式来回避这种痛苦。

（2）害怕自己真的会做某种伤害宝宝的事情。

（3）幻听。

（4）觉得自己思维不受控制。

（5）感觉自己受外在力量的控制。

（6）已经有两天两夜或时间更久的失眠。

（7）感受不到自己对宝宝的爱，甚至都无法过渡到爱宝宝的感情中。

（8）体重急剧下降。

2.5 既要哺乳又要恢复身材——月子的饮食建议

2.5.1 母乳喂养是月子里最好的减肥方式

有的妈妈为了在产后快速恢复身材，选择节食并且采用人工喂养方式喂养宝宝，然而有研究表明，产后6个月没有节食并且进行母乳喂养的妈妈比节食且不进行母乳喂养的妈妈减重更多。这是为什么呢？

有研究发现，分泌乳汁会消耗怀孕时体内积累的脂肪，哺乳妈妈每制造100ml的乳汁，平均能消耗60~70kcal（1kcal约等于4.19kJ）的热量，进而能够促进哺乳妈妈的产后恢复。而哺乳妈妈每日产奶量通常在600~800mL，这意味着母乳喂养的妈妈们每天仅"奶奶孩子"就能消耗大概500kcal的热量。也许你对500kcal的热量还没有什么概念，那么举些例子就能帮助你了解这到底消耗了多少：慢跑5千米消耗的热量约为280kcal，一次20分钟的HIIT（高强度间歇运动）消耗大约330kcal。你发现了吗？母乳喂养消耗的热量比慢跑5千米、进行一次20分钟的HIIT还要多！所以，母乳喂养是妈妈们减肥的首选方式。

还有研究指出，由妈妈亲喂比挤出来喂消耗的热量更多。实际上，消耗热量不仅发生在乳汁产生的过程，喂宝宝的过程同样也会消耗热量。妈妈需要抱着宝宝，维持坐姿，整个过程中有四肢和腹部肌肉的参与，也会使大量的热量消耗。因此，进行母乳喂养的妈妈坐着就能瘦也不是没有道理。

2.5.2　认识母乳的成分对应的营养素

母乳被称为婴儿的"满汉全席"。为什么这样说呢？因为母乳中几乎含有宝宝生长所需的所有能量和营养成分，如蛋白质、脂肪、碳水化合物、维生素、矿物质和水，其含量在不同的哺乳阶段可发生显著变化，以满足婴儿生长发育的需要。母乳能作为宝宝头6个月唯一的最优营养来源，也就是说宝宝前6个月只吃母乳，额外的水都不用喝，一切都在母乳里。

婴儿能够快速生长离不开母乳中的蛋白质，它是婴儿必需的氨基酸来源。母乳中蛋白质的组成是复杂的，含有超过400种不同的蛋白质，能执行不同的功能，如提供营养、抗菌、调节免疫活性及促进营养成分的吸收。母乳中蛋白质的平均浓度为0.9~1.2g/100mL，虽然变化范围不大，但也会受母体饮食的影响，因此建议妈妈在哺乳期适量补充一些优质蛋白质，动物蛋白如鱼、禽、蛋等，植物蛋白如豆类、坚果等。

脂类是母乳中的最大能量来源，约总能量的50%，其中饱和脂肪酸约占总脂肪酸的40%，这与出生后高能量和体脂积累的需要有关。更重要的是，乳脂会随着哺乳期延长而逐渐升高，为宝宝的快速生长期提供充足的能量。长链多不饱和脂肪酸是婴儿特有的一种需求，其中DHA对宝宝的眼睛和大脑发育尤其重要，很多妈妈会给自己或宝宝补充DHA，但补充量及母乳中的脂肪含量增高是否能提高婴儿智力，目前还没有统一定论。因此如果在哺乳期已经做到膳食平衡、食物多样就无需食用额外的补充剂，也不需要一天六顿顿顿猪蹄汤，脂肪太多、太浓的汤会导致营养摄入过盛，之前通过母乳喂养消耗掉的热量就又被吃回来了，那哺乳妈妈想要瘦身可能就没那么简单了。

母乳中含有6.5%～7.5%的碳水化合物，和其他物种相比，人类的母乳是最甜的，这是因为人类的母乳中最主要的是乳糖，含量约为70g/L，可以促进钙和铁的吸收。此外，人乳低聚糖（HMO）也是母乳中碳水化合物的重要组成部分，在成熟乳中平均含量约为12.9g/L，产后4天平均含量约为20.9g/L。HMO在预防新生儿腹泻和呼吸道感染方面发挥着重要作用，作为益生元可以预防宝宝胃肠道感染，还可以作为免疫调节剂，改变肠道环境、调节肠上皮细胞反应、诱导细胞分化与凋亡和调节机体免疫反应。有多项研究表明，乳糖的含量在哺乳期内几乎没有变化，因此妈妈们只需要正常饮食即可。

维生素可分为水溶性和脂溶性两大类，其中脂溶性维生素包括有维生素A、维生素D、维生素E、维生素K，水溶性维生素包括有维生素B_1、维生素B_2、维生素B_6、维生素B_{12}以及烟酸、叶酸、维生素C。通过正常的膳食补充就可以提高母乳中水溶性维生素及维生素A浓度，而维生素D、维生素E、维生素K难以通过血液循环进入乳汁，与哺乳期饮食关系不大。但人乳中维生素D、维生素K含量较低，因此美国儿科学会建议所有母乳喂养的宝宝都应该补充维生素D、维生素K。

矿物质也是母乳中必不可少的营养素，在婴儿的生长和发育以及机体代谢中发挥重要作用。如钙、铁、锌、铜等，虽然仅占人体含量的0.01%，但它们是婴儿体内酶、激素、维生素和核酸的重要组成部分，哺乳期的妈妈膳食中乳制品的增加，可能影响了母乳中的钙水平。研究人员发现，与每天添加300mL乳制品的妈妈相比，未食用乳制品的妈妈其母乳中钙的含量显著降低。同时也发现中国妈妈母乳中的钙、铁和锌与其他矿物质含量和饮食显著相关。因此，为了婴儿生长发育的需要，可以在哺乳期妈妈的饮食中适量增加牛奶、海带、西红柿、菠菜等含钙、含铁高的食物，或者通过食用钙补充剂和铁补充剂补充矿物质。

2.5.3 学会简单计算热量

母乳喂养是母爱展现的方式之一，想给予宝宝最棒最完整的呵护，但是生产过程就会消耗大量体力，妈妈们的身体会变得虚弱，再加上要制造乳汁满足宝宝的需求，因此身为新手妈妈的你，对自己的营养补充也不容忽视。依据每日热量摄取建议，女性产后每天应比其产前多摄取500kcal的热量，才能满足母乳喂养的消耗。一般来说，坐月子期间每天应该摄取2000～2500kcal。

2.5.4 注意微量元素，尤其是钙的补充——规避骨量丢失的风险

为什么很多产褥期妈妈会有腰腿疼痛、腿抽筋的情况？因为

在产褥期，婴儿对母体的骨钙有着较大的需求，如果进行母乳喂养的妈妈在膳食中钙摄入量不足，为保证乳汁中钙含量稳定，身体就会动用妈妈骨骼中的钙，骨密度因此降低。哺乳期妈妈日均消耗的钙量为1200～2400mg，日均乳汁流失的钙量为200～300mg。

骨量丢失进而导致骨软化、骨质疏松、腰腿疼痛的情况产生。应在产褥期饮食中增加乳制品、海产品的摄入，也可以多带着宝宝晒太阳，既给自己补钙也给宝宝补钙。若条件有限，无法做到前两项，建议服用钙补充剂。

与此同时，产褥期妈妈应积极摄入含铁食物，因为在其分娩过程中失血，铁元素会有所丢失，而产褥期如果缺少铁，会增加缺铁性贫血的发生概率。

2.5.5 注意纤维素的摄入——减少产后便秘的发生

传统习俗中，坐月子时不能吃生冷的食物，因为蔬菜水果性寒，妈妈吃了会通过乳汁传给宝宝，引起宝宝拉肚子，所以很多人会建议不能吃蔬菜水果。事实上并不是这样，产后大多妈妈运动不便，容易出现便秘的情况，适时补充新鲜蔬菜水果，既保证了维生素的摄入，同时因为它们富含膳食纤维可以促进胃肠道的蠕动，又帮助缓解便秘。

再者，如果不通过食用新鲜蔬果的方式，想要补充维生素只能吃价格高昂且味道不咋地的补充剂了，放着便宜又美味的方法不用，岂不是很亏。

2.5.6 注意避免咖啡因的摄入

哺乳期到底能不能喝咖啡、吃含有咖啡因的食物，这个问题并没有标准的答案。

美国妇产科医师学会官网上，哺乳期咖啡因摄入的建议量是每天不超过 200mg，但同时也指出，新生儿和早产儿对咖啡因的反应较敏感，可能让宝宝出现的不适反应包括焦虑、紧张、兴奋、暴怒、震颤、肌张力增高。因此，建议哺乳妈妈尽量减少每天的咖啡因摄入量。

另外还要注意的是，咖啡因不只存在于咖啡饮品，茶、奶茶、巧克力制品、碳酸饮料和功能饮料等都可能含有咖啡因成分。但如果实在想喝这些饮品，注意适量即可。毕竟，妈妈吃得香，宝宝才健康！

2.5.7 促进和抑制乳汁分泌的食物

很多哺乳期的妈妈被奶水不足的问题所困扰，那么吃什么能够促进乳汁分泌呢？其实乳汁分泌量与妈妈每天摄入水的含量密切相关。

有调查显示：豆类或肉类煮汤，如豆腐汤、鲫鱼汤、鸡汤、猪尾汤或蛋花汤，均能促进乳汁分泌。牛奶含有丰富的钙质和蛋白质，可促进骨盆快速恢复，同时也可以转化生成乳汁。而植物脂肪（菜籽油、玉米油等）是脂肪摄入的首选，既可以满足产妇泌乳的需求，又可以避免动物脂肪对胃肠道蠕动的影响，降低胃肠道吸收的负担。

实际上，并没有哪种食物被明确指出是抑制乳汁分泌的。每个人体质不同，例如有些妈妈吃了刺激性食品（如大蒜、葱、茴香、韭菜等）或是服用了中药（如大麦芽），会出现乳汁分泌受抑制的情况，但有些妈妈吃遍了韭菜合子、韭菜饺子、韭菜炒鸡蛋也不会出现泌乳受限的情况。所以，哺乳妈妈可根据自身身体情况合理地进行膳食搭配，若食用某种食物之后发现泌乳不足，就需要暂时停止这种食物的摄入了。

2.6 月子里的站立坐行和哺乳都有讲究，保护好自己的身体

2.6.1 正确的站立和行走，以及必要的辅具

传统观念中坐月子就应该大部分时间卧床休息，但是长期卧床不动更易造成危险，比如形成下肢静脉血栓，如有不慎脱落随血到肺，将有可能危及生命，因此，鼓励产后妈妈尽早下地步行。自然分娩的产妇在产后6~12小时内即可以起床轻微活动，围着床走动，产后第2日可在室内随意走动，2~3周即可适当到户外进行活动。剖宫产术后的产妇应在拔出尿管后下床活动，这样利于恶露排出，促进肠道蠕动，减少便秘的发生。

可以下地行走后，产后妈妈要注意站姿和行走的姿势，以减少对腰椎造成负担而导致腰部疼痛。

产后妈妈应该如何站立呢？肩部下沉，两腿平行，两脚稍稍分开略小于肩，两脚尖朝前，耳垂与肩部呈同一条直线，身体不可后倾，挺直脊椎，膝盖尽量不弯曲，保持重心落在两脚之间，以此保证两脚承受相同重量（图21a）。且在站立时，应穿着厚底、平底鞋，从而支撑脚弓，减轻足背压力。建议产后妈妈在产褥期应避免长时间站立。

产后妈妈刚下床走动时，一定要有人在旁边搀扶，避免跌倒。以下是"自然"行走的5条黄金法则：

- 走路时，你的脚尖应该指向正前方；
- 你的躯干应该是直的，不要前倾，直视前方；
- 尽可能选择平底鞋；
- 每天拉伸你的小腿。小腿肌肉过紧，会导致你在行走过程中臀大肌发不上力；

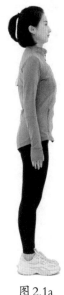
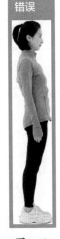

图 2.1a　　　　　　图 2.1b

● 注意正确的行走步态，你的脚会经历4个阶段：脚跟着地、脚掌着地、脚跟离地、脚趾离地。

下面我们来聊聊辅具——骨盆带。

有研究证明，骨盆带的正确使用对产后骨盆区域功能和形态的恢复有积极作用。骨盆带有助于缓解腰部疼痛，它能给予腰部和骨盆底肌肉大量的支持。但需要注意，骨盆带不会让你更瘦，想通过它让腹部恢复产前的模样几乎不可能。

一般来说顺产妈妈产后2~3天就可以使用，剖宫产妈妈则需要一周左右的时间等伤口恢复后再使用。注意，每天佩戴8小时即可，松紧适中，避免夜间使用。而且应在骶髂关节不稳和骨盆疼痛时使用，以用于控制产后出血，调整骨盆位置，稳定骨盆。

2.6.2　正确的如厕姿势

从生理结构上来看，蹲式排便比坐便更符合人体生理。因为人在下蹲时，腹部的压力比坐着大，这能减少腹部用力，同时也能使管腔变直，更有利于排便。但是，产褥期初期，建议产妇使用坐便，这样更方便站起来。产妇在如厕时，双脚踩在一张小板凳上，让身体呈现一定角度，这样能快速帮助产妇找到最符合人体工学的如厕姿势（图2.2）。当你坐在马桶上脚踩小板凳时，你的骨盆能自然舒展开，与此同时上身打直略向前倾，这样能帮助管腔变直，促进顺利排便，缓解便秘情况。

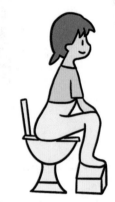

图2.2 产后正确如厕姿势

2.6.3 怎样翻身和起床

翻身：屈膝屈髋，双手可屈肘贴近身体，吸气准备，呼气，收紧腹部，想象自己是一根圆木，整个躯干同时转向一侧，翻身时收紧腹部，这对于腹直肌分离的妈妈尤其重要。

起床：取侧卧位靠近床边，双腿屈膝，双下肢慢慢伸出床外，吸气准备，呼吸收紧腹部，前臂支撑于床面，用力将上身微微撑起，再用力将上身支起，将身体重心转移至臀部后平坐，慢慢使双足完全着地，再用手掌撑着床边站起来下床活动。

2.6.4 正确的坐姿

调节座椅高度，高度不宜过高或过矮，40cm左右最佳。坐下时，使双脚在膝盖前方，脚后跟也能贴地（座椅过高时，可以在脚下放置踩脚凳或垫一个硬纸箱），两脚分开，与肩同宽。身体不可后倾，挺直脊椎。头部摆正，目视前方（图2.3a）。

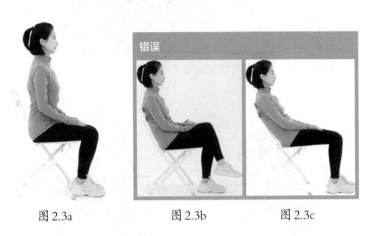

图 2.3a　　　　　　图 2.3b　　　　　　图 2.3c

2.6.5　正确的哺乳姿势

　　许多新手妈妈在母乳喂养时因没有使用正确的姿势而使腰痛恶化。大部分新手妈妈可能会专注于让宝宝稳定住，因此总保持弯腰、低头的姿势，以至于会拉伤脖子和上背部的肌肉。无论是母乳喂养还是奶瓶喂养，在任何体位下都应怀抱婴儿靠近乳房，而不是通过低头驼背来靠近婴儿。这样保证脊柱的正常伸展，从而避免拉伤肩颈肌肉，并使婴儿远离剖宫产切口。以下提供了侧卧和坐立时正确的哺乳姿势。

　　• 侧卧姿势：当以侧卧姿势哺乳时，请使用枕头支撑背部（图2.4），可在膝盖之间放置一个枕头，在腰部和床之间放一条折叠的浴巾，在婴儿背后放一个枕头，以支撑身体。如果新手妈妈已经感觉到肩膀紧张且上背部疼痛，则侧卧姿势可能最舒适。

　　• 坐立姿势：坐立位哺乳时，请使用枕头支撑身体。将枕头放在宝宝下方的膝盖上，以保护切口（图2.5b）。如果新手妈妈坐在椅子或躺椅上，则可以在身体和靠背之间加入枕头。

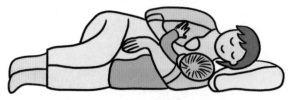

图2.4　正确的侧卧哺乳姿势

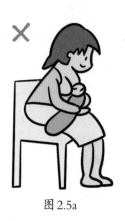

图2.5a

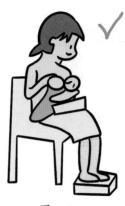

图2.5b

2.6.6　正确的带娃姿势

除了哺乳之外，新手妈妈还需要进行抱孩子、抱孩子移动，以及替孩子更衣等婴儿护理活动，会涉及更多的屈曲动作，而这往往会导致背部、肩膀、手和前臂出现疼痛。学会正确的带娃姿势后，能最大限度地减少新手妈妈因不良姿势出现的疼痛问题。

- 抱娃姿势

向前或向下屈曲将婴儿从床上或较低的位置抱起会给腰部和腹部的韧带和肌肉带来过度的压力（图2.6a），应该从蹲下的姿势抱起婴儿，使膝关节屈曲而不是脊柱屈曲（图2.6b）。

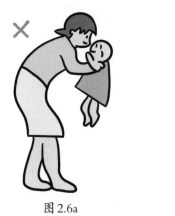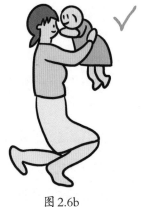

图 2.6a　　　　　　　　　图 2.6b

- 换纸尿裤/衣服姿势

弯腰换衣服是一种不良姿势，容易导致严重的腰痛（图2.7a）。可以将婴儿放在高处，这样妈妈站着的时候就可以给宝宝换衣服了，避免过多弯腰造成腰椎压力过大引起疼痛（图2.7b）。

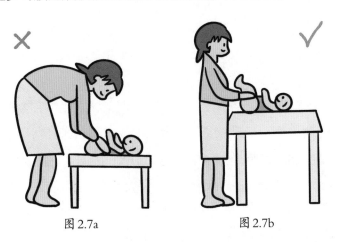

图 2.7a　　　　　　　　　图 2.7b

可以设置一个高度合适的婴儿护理台，将所需的物品放在手边，这样妈妈不需要弯腰或费力去拿东西，并能在与髋同高处给婴儿换好纸尿裤（穿好衣服）。也可以在床边配置一个置物台，放上您可能需要的所有用品，例如纸尿裤、湿巾、毛巾、毯子、一壶水、婴儿衣服，以及您可能需要的其他物品，如书籍、杂志、手机充电器等。这将减少您起床和躺下的次数，得到更好的休息。

2.7 月子期间的身体活动

2.7.1 开始身体活动的时间

一般情况下，产后6~12小时就可起床轻微活动，产后第二天便可在室内随意走动并练习呼吸，从而有利于体力恢复，同时预防便秘和尿潴留。行会阴侧切、撕裂或者剖宫产的产妇可以适当推迟身体活动开始的时间。产后7~10天左右待伤口愈合后再进行运动。

2.7.2 适合月子里的身体活动

有氧运动——让心肺功能逐渐恢复

• 可选择进行5~10min慢走。

• 整理活动：有氧运动后进行5~10min的拉伸；抗阻运动后，拉伸锻炼的部位。

• 运动时注意配合呼吸，在抗阻运动发力时保持呼气状态。

• 运动强度：运动初期，从目标心率下限的强度开始，循序渐进逐渐增加。尤其是①孕前无运动习惯的产妇②哺乳水平低下，③BMI或体脂百分比显示体重过轻或重度肥胖者，强度的增加应更慎重。

• 有以下情况的妈妈，需咨询专科医生，并相应降低强度，在健康中心专门人员监测下进行有氧运动：①危险分级中危及以上人群；②漏尿或其他产后盆底功能障碍者；若孕前有良好运动习惯，且产后恢复良好者，可以适当增加强度。

注意出现下列情况需停止运动：

• 急性疾病期（如严重感冒、发烧、腹泻等情况）暂停运动，疾病控制后再继续。

· 训练中如果出现主观上的不愿意、拒绝训练；训练中出现中等程度呼吸困难、头晕、恶心、心绞痛或任何心脏区域的不适；训练中出现明显的肌肉痉挛，不适感或疼痛；运动后锻炼的部位有一定的酸胀感为锻炼的正常现象，一般持续48小时后可自行消退。

2.7.3　呼吸活动——调整呼吸模式，为运动做准备

1. 跪姿呼吸练习

起始动作

双膝跪位，俯身趴在垫子上，臀部尽量坐在脚后跟上，手向前延伸，头面对垫子（图2.8）。

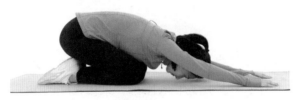

图2.8

动作过程

在这个体位下，柔和呼吸，尽量保持呼吸的稳定，鼻吸嘴呼，吸气2秒，呼气尽可能做到4~6秒。

吸气时，感受胸腔打开；呼气时，柔和收紧腹部肌肉。5~8次呼吸为一组，完成一组。

动作注意点

呼吸时不要耸肩，保持肩部放松下沉，手臂向前延伸。

臀部尽可能落在脚后跟上，不要抬起。

2. 仰卧呼吸练习

起始动作

仰卧位，枕一个高度合适的枕头，使脸部与天花板平行。自然

屈膝，双腿分开与髋同宽，膝盖、脚尖正向前方。一侧手放在腰部，另一侧手轻扶骨盆（图2.9）。

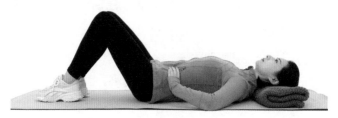

图2.9

动作过程

在这个体位下，呼吸方式与跪姿呼吸练习相同。吸气时，感受胸腔打开；呼气时，保持骨盆稳定，柔和收紧腹部肌肉。10~20次呼吸为一组，完成一组。

动作注意点

在呼吸过程中，身体尽可能放松，注意力放在胸腔和腹部。

动作过程中，避免用力收紧腹部，柔和完成动作即可。

2.7.4　活动身体——避免月子期间的身体僵硬

1. 仰卧手臂活动

起始动作

仰卧位，屈髋屈膝，头部下方垫枕头或厚毛巾，脸与天花板平行（图2.10a）。如果腰部后侧离床面距离较大，需要用毛巾给予腰部支撑。

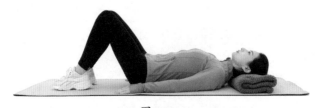

图2.10a

动作过程

　　手臂前平举垂直于床面，掌心向对。吸气，想象双手指尖有一根线，向远处把手臂拉长，手臂在整个动作过程中始终保持延伸感（图2.10b）。

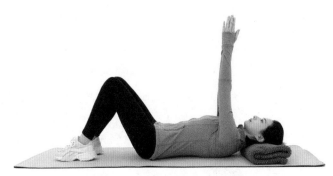

图 2.10b

　　双臂向头上方缓缓放下直至碰到床面（图2.10c），然后有控制地回到起始位置。

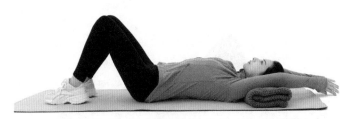

图 2.10c

　　10次为一组，完成3组。

动作注意点

　　动作配合呼吸自然进行。

2. 仰卧腿伸直

起始动作

　　仰卧位，屈髋屈膝，身体放松，双手叉腰（图2.11a）。

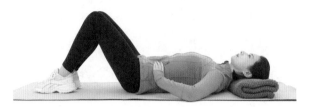

图 2.11a

动作过程

动作配合呼吸自然进行。一侧脚跟放松地向前方慢慢滑出，膝盖伸直（图2.11b），脚跟有节奏地收回。另一侧脚跟放松地向前方慢慢滑出，膝盖伸直（图2.11c），脚跟有节奏地收回。

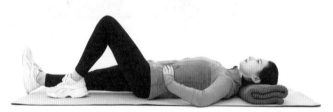

图 2.11b

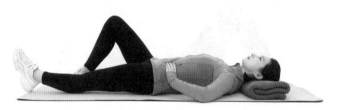

图 2.11c

左右交替为一组，一共完成15组。

动作注意点

如果骶骨有挤压感或疼痛感，可以将毛巾对折垫在感觉不舒适的位置下方；如果腰部离床面较远或出现不适，可以将毛巾叠成适合的厚度垫在腰的下面。

2.7.5　柔和唤醒盆底肌，为后期盆底功能恢复做好准备

盆底肌唤醒

训练前排空尿液。

起始动作

仰卧位，自然屈膝，脚掌放松，双腿分开与髋同宽，脚尖正向前方。身体摆在正中位置，确保自己的鼻尖与肚脐在一条直线上。双手叉腰（图2.12）。

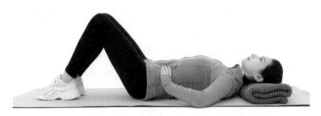

图 2.12

动作过程

吸气准备，呼气的同时尝试向上（腹腔的方向）提起盆底肌，想象腹部是一个口袋，阴道开口处是口袋开口，提起盆底肌把口袋的开口扎紧，尽可能保持5~8秒。如果一开始练习感到困难可以先保持2~3秒，逐渐延长时间。

配合呼吸，15~20次呼吸为一组，完成1~2组。

动作注意点

呼吸过程中，身体放松，避免憋气。

动作过程中，两侧膝盖应始终保持一拳左右距离，避免相互靠拢。

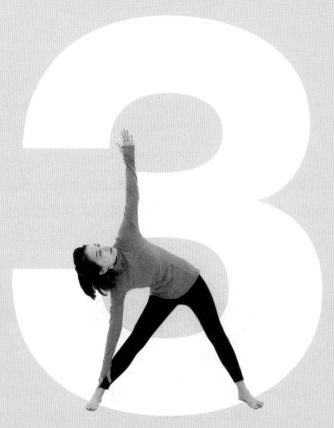

第3章

重启你的身体——开始
规律运动前的准备

经过了漫长的月子，妈妈们终于可以重获自由了。非常重要的一点是，大家一定要去正规的医院进行产后检查。在产后检查排除了产后并发症和严重的临床问题后，妈妈们还可能存在一些盆底异常如漏尿、膨出，腹直肌分离，或者遇到疼痛问题。我们需要在这个阶段来修复这些问题，重启我们的身体。需要强调的是，如果症状轻微，大家可以按照本章中提到的问题，跟着我们的康复训练方案来开展练习。当有严重临床症状时，大家需要遵医嘱接受临床治疗来改善症状，经临床治疗、症状改善后仍然需要通过这些康复训练方案来帮助自己更好地康复。

3.1 认识产后42天的检查

终于"刑满释放"出月子了，准备好开始重启你的身体了吗？接下来开启产后42天之后的运动。分娩后，子宫需要约42天才会恢复。产后42天之后，妈妈必须去医院进行全面的产后检查，以发现身体的异常情况并及时得到治疗。产后42天之后复查是非常重要和必要的。那么，产后42天之后的产检都检查什么？表3.1展示了一些产后检查项目。

表3.1 产后检查项目

项目名称	项目内容
血、尿常规	检查是否有贫血或炎症，检查是否有泌尿系统感染
阴道分泌物检查	检查是否有阴道炎症
子宫检查	通过内检、超声检查，检查产后子宫复旧情况
伤口检查	检查伤口恢复情况（顺产的妈妈检查会阴侧切或撕裂伤口，剖宫产的妈妈检查刀口）
盆底检查	检查产后盆底功能恢复情况，评估盆底肌肉力量、张力等。诊断是否有脱垂、漏尿、膨出等盆底功能障碍
腹直肌检查	通过物理检查、超声检查等，检查是否有腹直肌分离
骨密度检查	评估骨骼强度。哺乳期女性的身体仍然需要足够的营养物质，包括钙，以支持母乳喂养
体重	评估产后体重是否在理想范围
血压、血糖	检查血压、血糖水平，有妊娠期高血压或妊娠期糖尿病的妈妈产后需要持续关注血压、血糖水平
心理健康评估	检查是否有产后抑郁症及其他情绪问题。产后自觉情绪波动较大的妈妈可以选择此项进行评估

建议每位妈妈都选择表格中的前6项检查进行身体评估。妈妈还可以根据自己的具体情况酌情选择开展后4项检查。妊娠前、后有基础疾病的妈妈，还需遵医嘱进行相关疾病的检查。

3.2　产后疼痛管理

3.2.1　疼痛位置

腰背区域，肩颈区域，肘关节和腕关节周围区域。

3.2.2　疼痛种类

刺痛、钝痛、麻木、隐隐作痛。

注　如症状表现为：（1）上肢出现放射性疼痛或麻木，上肢感觉沉重，握力减退；（2）步态不稳，走路有明显的改变；（3）局部有烧灼感；（4）疼痛持续且程度严重，影响日常生活，甚至影响睡眠；（5）疼痛部位低于腰臀部，且近期频繁出现电样疼痛，疼痛贯穿大腿、小腿甚至足部；（6）腰臀部不适，脚趾、脚底同时出现不舒服、酸麻胀的感觉，则需要去医院相关科室就诊。

3.2.3　疼痛程度

使用VAS评分来评估疼痛程度，范围为0~10分。

注　VAS评分：0分是指完全不疼，10分是指最剧烈的疼痛，0~3分为轻度疼痛，主观感觉能忍耐疼痛，但是有明显的不适，不会影响睡眠；4~7分是重度疼痛，疼痛可能会影响到睡眠；8~10分是最重的疼痛，疼痛严重影响日常生活。请你从0~10分选择一个分数，表示疼痛发生时的程度。如果出现重度疼痛，建议先去医院相关科室就诊，遵医嘱决定是否参加功能训练。

3.2.4 产后腰痛——自我康复训练

第一步
缓解腰痛

紧张肌肉的松解

起始动作

仰卧位，自然屈膝，脚掌放松，双腿分开与髋同宽，脚尖正向前方。双臂交叉放在胸前或双手放于头下。

动作过程

筋膜球置于一侧腰部肌肉下方，如感到有明显酸痛感，保持动作1~2分钟（保持动作的时间不计入动作持续时间，此后不再提示）。再上下轻柔地移动身体以松解腰部紧张的部位。整个动作持续1~2分钟为一组，完成一组。

目标*

1~2
分钟

动作注意点

- 均匀呼吸，不要憋气。
- 不要为了找酸胀的感觉而使身体扭曲变形。

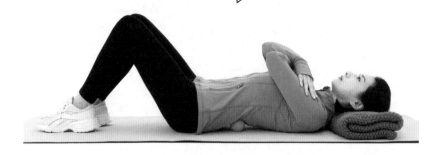

---

*此处列出动作的重复次数（或时间）与组数。未列出重复次数，则表明重复次数为1次；未列组数，则表明组数为1组。例如，该页动作的目标为1~2分钟，则表明重复时间为1~2分钟，组数为1组。

起始动作

盘腿坐位，右腿移向身后，右小腿内侧自然平放在地板上。右手自然放在右侧小腿上，双侧臀部与瑜伽垫接触。

动作过程

吸气准备，呼气时举起右手臂，右手臂尽量向远处延展，身体侧屈呈C形，保持双肩下沉，右手臂远离耳朵，并保持右臀部不离开瑜伽垫。保持这个体位可以感受到右侧腰部拉伸的酸胀感。

在这个体位下，保持30秒，均匀地呼吸，每次呼气都尽可能将右手向更远的方向延伸。

再次吸气，呼气时还原，对侧重复动作。以上动作为一组，完成3组，感受拉伸后腰部肌肉的放松感。

降阶训练

如果完成动作较困难，可在臀部下方垫一块瑜伽砖降低难度。

美人鱼伸展

目标

3
组

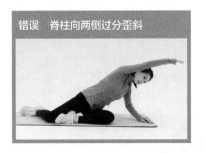

错误　脊柱向两侧过分歪斜

动作注意点

- 不要耸肩，脖子向头顶方向伸展，肩膀向下沉，手臂远离耳朵。
- 动作过程中臀部始终在瑜伽垫上，不可抬离瑜伽垫。
- 避免脊柱向两侧过分歪斜，避免含胸驼背。

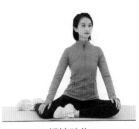

起始动作

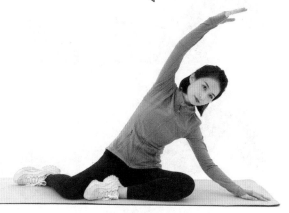

完成动作

第二步

骨盆前后摆动

改善盆底、脊柱位置

目标

10
次

起始动作

仰卧位，颈部下面垫厚度适合的毛巾，颈椎处在一个放松的中立位上，脸与天花板平行。两脚分开与髋同宽，屈膝屈髋，双手叉腰。

动作过程

双手掌放在腹部。想象骨盆是一个水壶，第一步，骨盆最大程度地向前倒水，随后最大程度地向后倒水。第二步骨盆向前倒出一半的水，再向后倒出一半的水。第三步，骨盆稍稍向前活动，再稍稍向后活动，最后找到骨盆中立位。

动作柔和有节奏，自然呼吸，做10次为一组，完成一组。

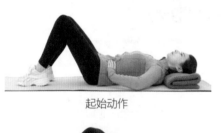

起始动作

动作注意点

● 如果骶骨位置有挤压感或疼痛，可以将毛巾折叠放在受挤压或出现疼痛的位置下方。

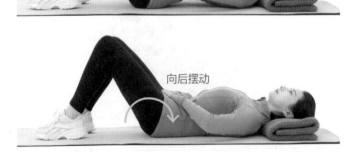

向前摆动

向后摆动

猫式伸展

起始动作

跪撑位，膝关节在髋关节正下方，两腿分开与髋同宽，双手在双肩正下方撑地，与肩同宽，肘关节放松。眼睛看地面，头部、颈部和背部伸展，脊柱和骨盆位于中立位。

动作过程

想象自己有一条尾巴，脊柱中有一根线穿过，分别在头顶和"尾巴"处向外拉长脊柱。

吸气，伸展整个脊柱，抬头，翘起"尾巴"，向上伸展颈部，伸展整个脊柱。腹部向下靠近地板。

呼气，低头，拱起背部和腰部，背部尽可能向天花板延伸，形成弓形。

重复8~10次为一组，完成一组。感受背部、颈部肌肉伸展后的放松感。

目标

8~10
次

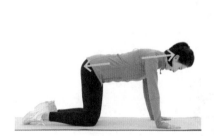

起始动作

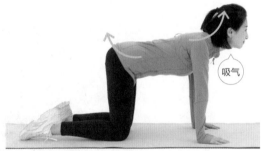

吸气

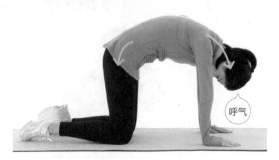

呼气

动作注意点

- 动作要慢而有控制，保持身体的平衡，避免挤压颈椎、腰椎。
- 大腿和手臂尽可能垂直于地面。

骨盆时钟

目标

15~20
次

起始动作

仰卧位，自然屈膝，脚掌放松，双腿分开与髋同宽，膝盖、脚尖正向前方。身体放松。

动作过程

将自己的骨盆想象成一个钟盘，骨盆上端靠近肚脐处为12点钟方向，骨盆最下端为6点钟方向，骨盆左侧为3点钟方向，骨盆右侧为9点钟方向。先练习一下骨盆的前后倾和骨盆的左右回旋。

骨盆的前后倾：吸气准备，呼气时，向前倾斜骨盆，想象有一个球向6点钟方向滚动，然后还原；向后倾斜骨盆，想象球向12点钟方向滚动。

骨盆的左右回旋：吸气准备，呼气时收腹、收盆底肌，骨盆向左旋转，想象球向3点钟方向滚动；吸气回正，呼气时向右旋转，想象球向9点钟方向滚动。

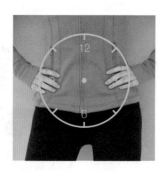

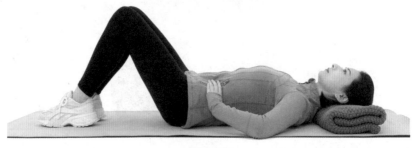

起始动作

　　在练习过骨盆的前后倾和左右回旋之后，回到起始动作，吸气准备，呼气时骨盆向后倾来到12点的位置，吸气时骨盆向左向前经过3~6点的位置，呼气时骨盆向右向后通过9点的位置回到12点的位置。重复以上动作15~20次为一组，完成一组。

动作注意点

- 动作过程中，双腿不要分开太宽（可在双腿间夹一颗球或一本书来防止双腿过于分开），也不要晃动。
- 动作过程中，保证背部始终贴在瑜伽垫上，腰部不要抬得过高，肩部要放松并保持下沉状态。
- 左右旋转时，注意不要让一侧身体完全抬离地面。
- 动作过程中，双膝应始终保持一拳左右距离，避免相互靠拢。
- 骨盆画圈时，用腹部去引导动作而不是双腿，顺时针、逆时针方向画圈均可尝试。

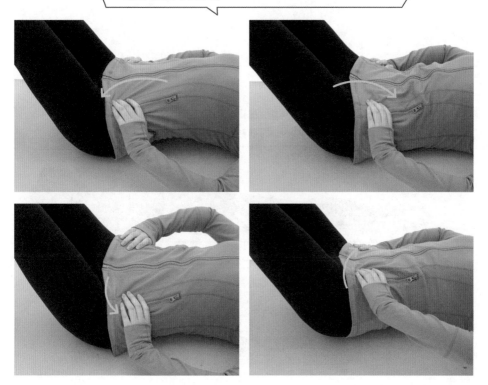

第三步

俯卧呼吸训练

激活核心力量

目标

15~20
次

×

2~3
组

起始动作

俯卧位，腹部下方放置一个瑜伽垫，额头平放于手背上，双脚自然伸直。

动作过程

鼻吸嘴呼，吸气2秒，呼气4~6秒。吸气时胸部扩张，腹部微微隆起；呼气时，收紧腹部和腰部，想象腹部中间有一个气球，向球心挤压气球。每组15~20次呼吸，完成2~3组。

动作注意点

• 避免背部隆起。

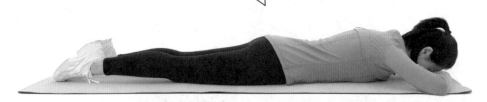

错误　背部隆起

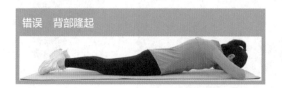

起始动作

　　侧卧位，头部枕在手臂上或者在头颈部下方垫一条毛巾，上身呈一条直线，屈膝屈髋，两膝之间夹一条毛巾。

动作过程

　　鼻吸嘴呼，吸气2秒，呼气4~6秒。吸气时胸部扩张，腹部微微隆起；呼气时，收紧腹部和腰部，想象腹部中间有一个气球，向球心挤压气球。每组15~20次呼吸，完成2~3组。

侧卧腹部收紧

目标

15~20
次

×

2~3
组

动作注意点

- 尽可能避免腰部过度弯曲，脊柱在中立位，如果无法保持，可以用厚度合适的毛巾将腰部抬起，使上身在一条水平线上。

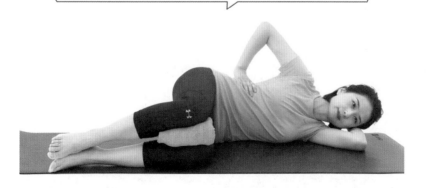

基础臀桥

强化腰部肌肉

目标

8~15
组

起始动作

仰卧位。屈膝屈髋，两腿分开与髋同宽，双脚平放于地面，双手叉腰，维持骨盆稳定。

动作过程

吸气准备，呼气，腹部收紧，足底向下推地，感受腿部后侧肌肉发力。

保持以上部位发力，吸气，再次呼气时躯干和骨盆同时向天花板抬起直至躯干、骨盆、大腿呈一条直线，在此体位保持3~5次呼吸。

吸气，脊柱逐节放下（想象自己的脊柱是一串珍珠项链，放下脊柱的过程就是把珍珠项链放在桌面上）。以上动作为1组，完成8~15组。

降阶训练

若一开始不能完成标准动作，躯干、骨盆、大腿可不用呈直线，臀部只小幅度抬离地板即可，逐渐达到标准幅度。

动作注意点

- 正确的感觉是腹部、臀部、大腿后部、小腿后部肌肉强力地收缩，而腰部肌肉放松。
- 躯干只抬起、放下，而不前后平移。
- 双膝之间可以夹球。
- 骨盆在中立位，不要歪斜。
- 始终保持足底推地以及膝盖后方夹紧的感觉，保证整个下肢都在用力。

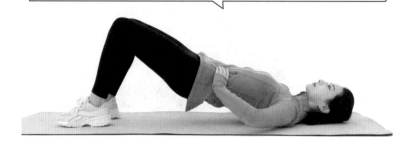

起始动作

仰卧位，屈髋屈膝，骨盆处于中立位，一侧脚下放一个网球，网球在足弓下方。

动作过程

吸气准备，呼气，收紧腹部，骨盆保持不动，足部慢速有控制地让球向远处滚动，直至网球滚到足跟。

在该位置上，吸气准备，呼气，收紧腹部，骨盆保持不动，慢速有控制地将球拉回足弓处。

8次为1组，完成2~3组。

进阶动作

如果能很轻松完成上述动作，可以尝试进阶动作，网球放在前脚掌下方，增加球向远处滚动的距离。动作要点同上。

脚部滑动

目标

8
次

×

2~3
组

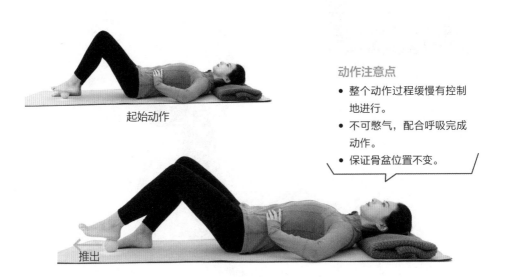

起始动作

推出

动作注意点

- 整个动作过程缓慢有控制地进行。
- 不可憋气，配合呼吸完成动作。
- 保证骨盆位置不变。

蹬墙上抬骨盆

起始动作

仰卧在垫子上，头部下方不垫东西。找一面墙，双腿分开与髋同宽，脚蹬在墙面上，屈膝屈髋90°，身体处于正中位，手臂放在身体两侧，掌心朝下。

动作过程

吸气准备，呼气，收紧腹部，双侧足底用力向下推墙面，同时腿部后面的肌肉用力收缩。

吸气，保持肌肉收缩，再次呼气时将骨盆与上身一起抬离地面3cm左右。

再次吸气，呼气，收紧腹部，慢慢还原。8次为一组，完成2~3组。

目标

8
次

×

2~3
组

起始动作

动作注意点

- 正确的感觉是腹部、腿部肌肉有明显的收缩感，双脚有向下踩的感觉。
- 多尝试几次，找到腹部、腿部肌肉协同收缩的感觉。

抬起

完成动作

58

3.2.5 产后肩颈酸痛——自我康复训练

起始动作

坐位，头部面向前方，颈部稍向被按压的对侧肩部倾斜。

动作过程

筋膜球或网球放在肩部（斜方肌）上方，用手滚压筋膜球，找到明显酸痛的位置后保持一定压力持续按压1~2分钟为一组，完成一组。也可在酸痛点画小圈或左右小幅度滑动来增强效果。

筋膜球按压

第一步

改善肩颈酸痛

目标

1~2
分钟

动作注意点

● 在激痛点缓慢施加压力，越慢越好，出现明显酸痛是正常的表现，说明在释放肌肉张力。

肩颈肌肉拉伸

目标

3 组

起始动作

坐姿，可坐在椅子上或瑜伽垫上，保持身体挺直，右手自然垂直向下，左手肘弯曲上抬，左手放在右耳侧。

动作过程

吸气准备，呼气时左手缓慢向左用力使头部向左倾斜靠近左肩，此时有拉伸感，慢慢将头转向天花板，直至肩颈肌肉有明显拉伸感。保持30秒，然后将头转向地板，保持30秒，均匀地呼吸，保持这个体位可以感受到右颈部肌肉拉伸的酸胀感。

再次吸气，呼气时还原，对侧重复动作。以上动作为一组，完成3组，感受拉伸后颈部肌肉的放松感。

动作注意点

- 不要过度追求动作的幅度，适合自身的强度才是最好的。
- 动作过程中避免含胸驼背。

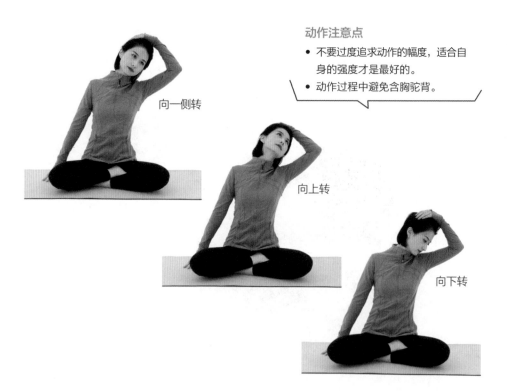

向一侧转

向上转

向下转

起始动作

　　盘腿坐位，坐在瑜伽砖或垫子上，肩部放松且背部保持挺直，屈肘，抬起前臂，双手指尖搭在肩上。

动作过程

　　吸气，双侧大臂向上抬起，慢慢向身体两侧打开，直至双侧大臂呈一条直线。

　　呼气，含胸，双臂向前，两肘尖相碰。吸气，抬头，双肘回到初始姿势。以肩膀为圆心，双臂有控制地缓慢地沿顺时针方向绕6圈，逆时针方向绕6圈。完成12圈为一组，完成2~3组。

肩部环绕

提升肩的灵活性

目标

2~3 组

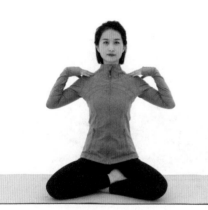

起始动作（正面）

动作注意点

- 在整个动作过程中，保持背部挺直。
- 绕圈时，双臂应尽可能做到最大的限度，保证绕圈的幅度。
- 动作过程中肌肉始终有控制，不要松弛地甩圈，感受肩部周围肌群的发力。

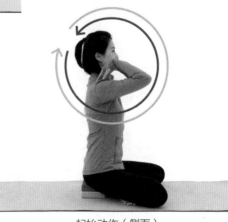

起始动作（侧面）

半程死虫式

起始动作

仰卧位，手臂伸直举起，与地面呈90°。屈膝，大腿与地面垂直。手臂向天花板延伸，想象有人拉着你的手。

动作过程

吸气，保持手臂的延伸感，一侧手臂向下放靠近头部，呼气，还原。

手臂左右交替落下为一次，每组8~12次，完成3组。

目标

8~12
次

×

3
组

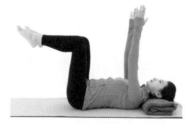

起始动作

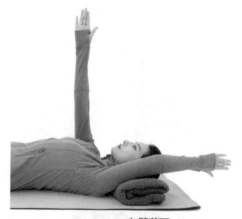

左臂落下

动作注意点

- 腰部始终放松，不应出现紧绷感或疼痛感。
- 大腿保持与地面垂直。
- 手臂始终保持发力。

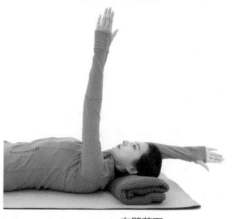

右臂落下

起始动作

俯卧位，脊柱、骨盆处于中立位，脸平行于地面，目视正下方，前额下方可放毛巾或靠垫，双臂伸直放在身体两侧，手掌朝上，双腿平行，膝盖伸直，腿部绷直。

动作过程

吸气准备，呼气，手臂伸直并抬离地面，肩胛骨向中间收紧，胸骨抬离地面，双腿顺势向后向上抬起。吸气手臂、肩胛骨、胸骨、双腿都落回垫上。

每组8～12次，完成2～3组。

飞镖

目标

8~12
次
×
2~3
组

动作注意点

● 配合呼吸完成动作，不要憋气。
● 头部不用抬起过高，腹部应该收紧，如动作过程中腰部有不适感则停止动作。

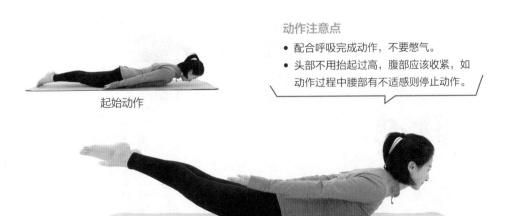

起始动作

完成动作

第三步

坐姿颈部激活

强化颈背部深层肌肉

目标

6
次

×

3
组

起始动作

坐位，背部挺直，身体保持直立。眼睛平视前方，注视一个定点。

动作过程

用手轻轻向后推下颌，带动头部向后平移，保持注视定点的姿势不变。感觉颈部周围的肌肉发力。

自然呼吸，每次保持6秒。回到起始动作，重复6次为一组，做3组。

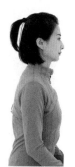

起始动作

动作注意点

● 动作过程中，眼睛注视定点。不要抬头或低头，头部仅水平后移。

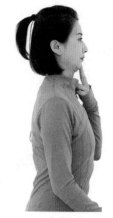

完成动作

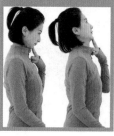

错误　抬头或低头

坐姿 TW

起始动作

坐在椅子上，稍稍靠前坐，两脚微微分开，与髋同宽，上身挺直，脊柱伸展，脖颈伸展，微微俯身前倾，腹部稍收紧保持姿势。

动作过程

沉肩，双臂侧平举，呈"T"形，双手握拳伸出拇指指向后方，在这个位置下保持躯干姿势和腹部收紧，双臂与上身在一个平面内。吸气准备，呼吸时小幅度匀速地向后伸手臂，双侧肩胛骨靠近，感受背部肌肉的发力感。做8~10次。

沉肩屈肘，手臂呈"W"形，动作发力与"T"形相同。做8~10次。

完成以上动作为一组，做2~3组。做完背部会有明显的发热和发酸的感觉。

目标

8~10
次
×
2~3
组

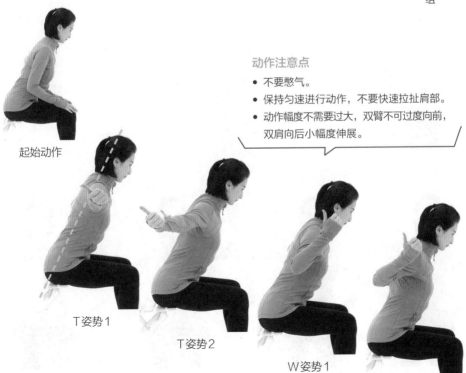

起始动作

动作注意点

- 不要憋气。
- 保持匀速进行动作，不要快速拉扯肩部。
- 动作幅度不需要过大，双臂不可过度向前，双肩向后小幅度伸展。

T姿势1

T姿势2

W姿势1

W姿势2

招财猫

目标

8~12
次

×

2~3
组

起始动作

坐位，保持上半身挺直，沉肩。双手叉腰。

动作过程

一侧手叉腰，另一侧手臂侧平举，大臂尽可能平行于地面，屈肘90°，小臂向上抬起，与身体在同一平面内。

大臂保持与地面平行，小臂向下转动，直至垂直于地面，与身体在同一平面，保持2秒。回到起始动作，每侧各重复8~12次为一组，做2~3组。

进阶动作

如果单侧动作完成得比较好，可以双侧手臂同时做动作，一侧手向上一侧手向下，双手交替进行动作。

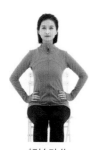

起始动作

动作注意点

- 小臂向上抬起时，身体和大臂保持不动。
- 如果动作中肩部有明显不适，则停止动作。

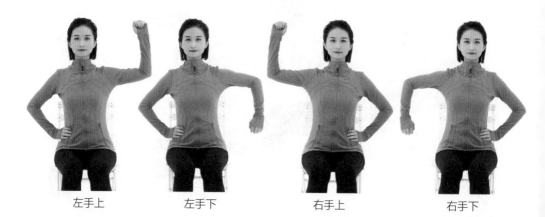

| 左手上 | 左手下 | 右手上 | 右手下 |

3.2.6 妈妈肘、妈妈腕——自我康复训练

下面几张图片展示了用网球和绷带制作花生球的方法。

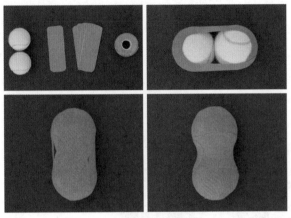

花生球制作方法

第一步

手臂紧张肌肉的松解

松解紧张的肌肉

一、小臂后面

起始动作

坐位，手臂放于桌面上，手掌心向上，单手握拳，花生球置于小臂下方。

松解过程

保持小臂向下压，移动手臂使花生球滚动，小臂有酸胀感即可。动作持续60~90秒。

目标

60~90
秒

动作注意点

● 保持均匀呼吸，不要憋气。

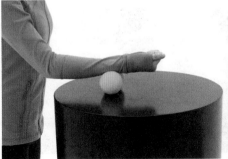

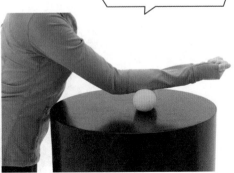

起始动作

67

二、小臂前面

起始动作

坐位，手臂放于桌面上，手掌心向下，单手握拳，花生球置于小臂下方。

松解过程

保持小臂向下压，移动手臂使花生球滚动，小臂有酸胀感即可。动作持续60~90秒。

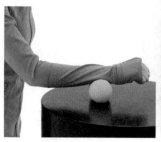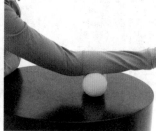

动作注意点
- 保持均匀呼吸，不要憋气。

起始动作

三、大臂后面

起始动作

坐位，大臂放于桌面上，大臂与小臂呈90°，筋膜球置于大臂下方中间的位置。

松解过程

保持大臂向下压，移动手臂使花生球滚动，大臂有酸胀感即可。动作持续60~90秒。

动作注意点
- 保持均匀呼吸，不要憋气。

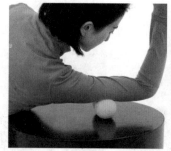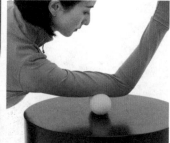

起始动作

起始动作

坐位，前臂放在桌上，手掌心朝下方，手腕悬空。

动作过程

向上伸腕，手掌尽量垂直于手臂，向下屈腕，手掌尽量垂直于手臂。缓慢、匀速地进行上述动作，完成8~12次。

手掌回到起始位置，手腕在水平面向外展，接着手腕向内收。速度均匀缓慢，8~12次为一组，完成2~3组。

最后，手腕先顺时针旋转再逆时针旋转，尽量达到最大的幅度，以不产生疼痛为限，以较慢速度回到原位。换另一只手，重复该动作。每个方向转3圈。

腕关节各个方向的灵活性训练

训练腕的灵活性

第二步

目标

8~12
次

×

2~3
组

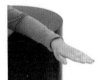

起始动作

动作注意点

- 活动节奏匀速，避免快速甩动手腕。
- 做到自己的最大限度，但不要引发疼痛，如有明显不适，请停止动作。

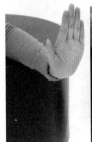
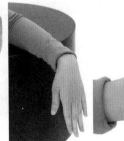
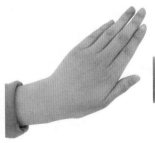
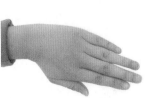

腕部肌肉训练

强化手部和腕部肌肉

目标

8~10
次

×

2~3
组

起始动作

坐位，前臂放在桌上，手掌心朝下方，手腕悬空，手握小重量哑铃。

动作过程

屈腕，再伸腕，掌心向前，动作匀速有控制，感受手臂肌肉的发力。

回到起始动作，每侧做8~10次为一组，做2~3组。

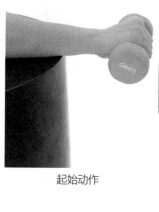

起始动作

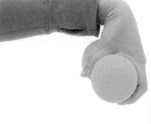

屈腕

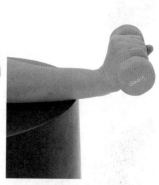

伸腕

起始动作

坐位，身体自然放松。一只手平放在床上或桌子上，手指并拢，掌心向上，用橡皮筋箍住五个指头。

动作过程

手指发力，匀速张开手指，再合拢。感受手指与手掌的发力，可以根据自己的能力，增加橡皮筋的圈数。回到起始动作，每侧做8~10次为一组，做2~3组。

手指伸展训练

目标

8~10
次

×

2~3
组

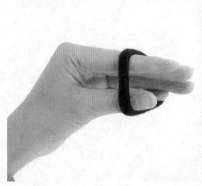

起始动作

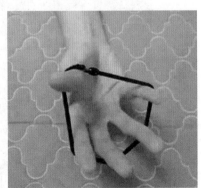

撑开

握力训练

起始动作

坐位或站位，身体自然放松，一只手抓住握力球。

动作过程

手掌发力，向中心挤压球。每侧做8~12次为一组，完成2~3组。

目标

8~12
次

×

2~3
组

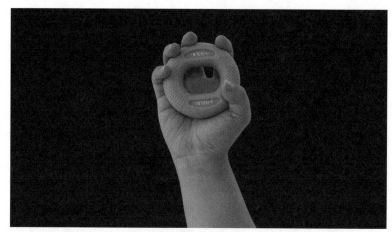

起始动作

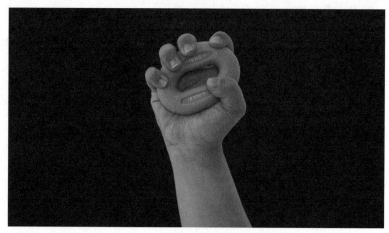

完成动作

3.3 产后盆底功能障碍

你有没有一笑就漏尿的尴尬经历？

一笑就漏尿是因为盆底组织松弛，怀孕、阴道分娩损伤、绝经后雌激素水平降低都会导致盆底组织松弛。大笑、咳嗽或打喷嚏时，就出现了漏尿。

恢复盆底肌可以帮你解决这个问题。

3.3.1 盆底肌是什么

盆底肌是指封闭骨盆底的肌肉群，简单说就是指双腿之间的那群肌肉。这些肌肉犹如一张"网"，尿道、膀胱、阴道、子宫、直肠等器官被这张"网"紧紧兜住，从而维持正常位置，行使正常功能。

3.3.2 盆底肌有什么功能

盆底肌支撑盆腔和腹腔器官，还能协助维持膀胱、直肠的功能。因此，盆底肌肉和性功能、排便功能、排尿功能等都有密切关系。

3.3.3 盆底肌松弛会带来什么后果

这群肌肉任务艰巨，但却非常脆弱，肥胖、年龄增长、怀孕、分娩、手术、炎症、感染等因素，都会让盆底肌变松弛。盆底肌松弛就会引起功能障碍，初期表现是阴道松弛、性生活满意度下降、小腹坠胀、尿频、便秘等，如果盆底肌功能未能及时恢复，将逐渐出现尿失禁、子宫脱垂、膀胱脱垂、直肠脱垂等表现。所以，我们需要在产后尽早开始恢复训练。腹式呼吸是盆底肌康复训练的基础，学会正确的呼吸不仅有助于盆底康复，在一定程度上还能减脂塑形、降低焦虑感，是产后康复的第一步。

3.3.4　盆底功能障碍评估

盆底肌功能的检查一般在产后开展，包括问卷调查、指检与仪器检查，通过检查可以全面了解盆底肌的状态。如果经临床诊断有较严重的漏尿、脱垂、膨出现象，需遵医嘱开展治疗，同时配合练习本章提供的康复训练动作。如果症状较轻微，妈妈可以通过本章的训练帮助自己恢复。

国际尿失禁咨询委员会尿失禁问卷表简表（ICI-Q-SF）

表3.1是国际尿失禁咨询委员会尿失禁问卷表简表，用于调查尿失禁的发生率和尿失禁对患者的影响程度，可以简单、快速地帮助你大概了解自己的盆底肌功能恢复情况。问卷表简表仅作为一个参考，如果得分降低了，代表你的功能正在逐渐改善。

仔细回想你近四周来的症状，尽可能回答以下问题。

表3.1　国际尿失禁咨询委员会尿失禁问卷表简表

1. 您漏尿的次数？（在一空格内打√）		
从来不漏尿		0
一星期大约漏尿1次或不到1次		1
一星期漏尿2次或3次		2
每天大约漏尿1次		3
一天漏尿数次		4
一直漏尿		5

2. 我们想知道您认为自己的漏尿量是多少？在通常情况下，您的漏尿量是多少（无论您是否使用了防护用品）（在一空格内打√）		
不漏尿		0
少量漏尿		2
中等量漏尿		4
大量漏尿		6

3. 总体上看，漏尿对您日常生活的影响程度如何？请在0（表示没有影响）~10（表示有很大影响）之间的某个数字上画圈

0　1　2　3　4　5　6　7　8　9　10

4. 什么时候发生漏尿？（请在与您情况相符合的那些空格打√）

从不漏尿		
未能到达厕所就会有尿液漏出		
在咳嗽或打喷嚏时漏尿		
在睡着时漏尿		
在活动或体育运动时漏尿		
在小便完和穿好衣服时漏尿		
在没有明显理由的情况下漏尿		
在所有时间内漏尿		

　　评分标准：1、2、3题所得分数相加，得分1~3分为轻度尿失禁，4~7分为中度尿失禁，≥8分为重度尿失禁。

3.3.5 康复训练方法

以下6个训练动作，前3个为基础训练动作，后3个为进阶训练动作。大家每天都可以选择前2个或前3个动作开展练习，能够很好地完成前3个动作之后，就可以进阶练习后3个动作。

瑜伽球凯格尔
盆底肌激活训练

第一步

起始动作

训练前将尿排尽，坐于瑜伽球上，双腿打开呈约90°。身体保持直立，微微前倾。感受盆底肌外部与球面接触。想象盆底肌像一块手帕一样轻轻地搭在球面上。可以在盆底肌下方垫一条毛巾，进一步增加对盆底肌的感知。

动作过程

吸气准备，吐气时盆底肌整体向上收，想象"手帕"从中间被提起，嘴巴可发出"t、k"的声音，保持3~5秒。产后初期可以保持动作的时间较短，持续训练可逐渐延长时间。

自然呼吸，重复8~10次为一组，完成2~3组。

目标

8~10
次

×

2~3
组

动作注意点
- 盆底肌发力时，腹部轻微地收缩。

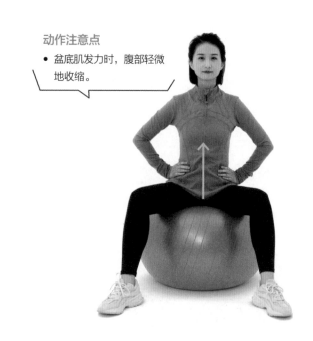

起始动作

仰卧，屈膝屈髋，双脚踩在地面上，保持双脚间距与髋同宽，双手叉腰，扶住骨盆。

动作过程

做 1 次慢速动作（训练耐力）：慢慢收紧并上提盆底肌，想象盆底肌是一部电梯，向腹部中间提升，提升到最高位置，在此停留，缓慢念出"1、2、3、4、5"之后慢慢放松盆底肌，动作持续 8 秒。重复 10 次为一组，完成 2~3 组。

在盆底肌提升的过程中，数数的目的是帮助我们自然的呼吸，避免屏气。

进阶动作

如果可以很好地完成刚刚的动作，那么可以尝试完成快速动作（训练爆发力和快速反应力）：最大限度地快速收紧盆底肌肉，接着放松，快速重复以上动作。"收紧—放松""收紧—放松""收紧—放松""收紧—放松"，这样做快速爆发力训练动作。

还可以进行组合练习，1 次慢速动作与 4 次快速动作为 1 组，重复 4 组，组间休息片刻。

仰卧位凯格尔

目标

10 次

×

2~3 组

动作注意点

· 对于一些人来说，在开始练习凯格尔动作的初期，她们很难将盆底肌提升到最高位置并保持 8 秒。那么，训练者可以尝试将盆底肌提升到最高位置并保持 3 秒，以保持 3 秒为目标进行练习，重复 2~3 组，每组 10 次。

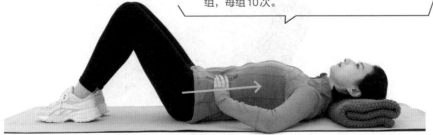

趴卧位凯格尔

目标

10 次

×

2~3 组

起始动作

双膝跪于地板上，臀部稍向后坐，双手向前趴，前臂紧贴瑜伽垫，胸部尽可能靠近瑜伽垫，额头可枕在瑜伽垫上，身体自然放松。

动作过程

配合呼吸进行动作，鼻吸嘴呼，呼吸节奏为吸气、呼气时间之比2：4（吸气2秒，呼气4秒），呼气的时候嘴巴边吐气边发出"呼"的声音。

保持骨盆不动，吸气准备，呼气时盆底肌整体向内收，想象盆腔是一个口袋，阴道口是口袋的抽绳，边呼气边将抽绳收紧，吸气放松。

保持5~8秒。初期可以保持的时间较短，从保持5秒开始练习，持续训练，逐渐延长时间。

保持自然呼吸，重复2~3组，每组10次。

动作注意点

- 在呼吸的过程中保持腹部收紧，不可憋气。
- 闭上眼睛，将感知力和注意力放在盆底肌上。

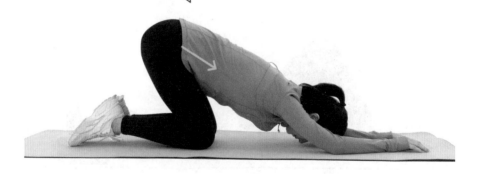

起始动作

手臂垂直于瑜伽垫，手掌位于肩部正下方，中指指向正前方，五指压实瑜伽垫。双膝分开与髋同宽，膝位于髋关节的正下方，把脚背放在瑜伽垫上。保持头部到臀部成一条直线，与地面平行。

动作过程

慢慢收紧并上提盆底肌，盆底肌向腹部中间提升，提升的方法可以与前面几个动作相同（选择最好找发力感的方法），盆底肌提升到最高位置，在此停留5~8秒。每组重复以上动作15~20次，做3~5组。

四足支撑凯格尔

盆底肌强化训练

第二步

目标

15~20
次

×

3~5
组

动作注意点

● 保持顺畅呼吸，不要憋气。
● 如果手腕处出现不适，可以在手掌下垫一条毛巾或将瑜伽垫前部折叠垫在手掌下。

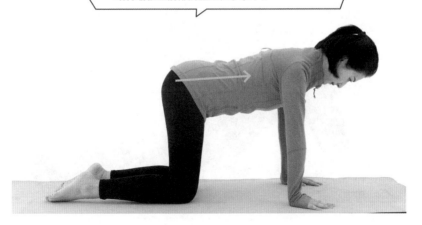

臀桥凯格尔

目标

8~15
组

起始动作

仰卧位。屈膝屈髋，两腿分开与髋同宽，双脚平放在瑜伽垫上，双手叉腰，协助维持骨盆稳定。

动作过程

吸气准备，呼气，腹部收紧，足底向下推地，感受腿部后侧肌肉用力。

保持以上部位用力，吸气，再次呼气时躯干和骨盆同时向天花板抬起直至躯干、骨盆、大腿呈一条直线，在此体位上用前面提到的方法收紧盆底肌，完成3~5次呼吸。

吸气，脊柱逐节放下（想象自己的脊柱是一串珍珠项链，放下的过程就是把珍珠项链放在桌面上）。以上动作为1组，完成8~15组。

动作注意点
- 不要憋气。
- 动作注意力放在盆底肌上。

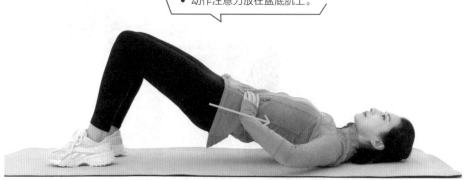

这个动作可以在任何时间练习，例如通勤时、看电视时。只要有站着的时间，大家可以随时随地开始，练习时要注意保持正确的站姿。

起始动作

可以找一面墙，贴着墙面完成动作。肩部下沉，两腿平行，两脚分开略小于肩宽，两脚朝前。

动作过程

慢慢收紧并上提盆底肌，盆底肌向腹部中间提升，提升的方法可以与前面几个动作相同(选择最好找发力感的方法)，盆底肌提升到最高位置，在此停留8~10秒，再慢慢放松。每组重复以上动作15~20次，做3~5组。

站立凯格尔

目标

15~20
次

×

3~5
组

动作注意点

- 产褥期应避免长时间站立。

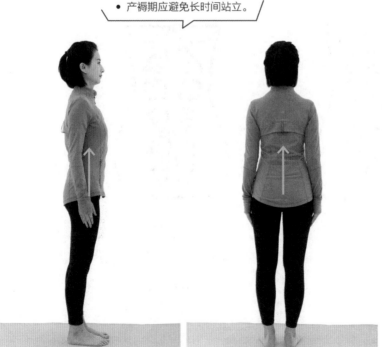

侧面　　　　　　　背面

81

3.4 产后腹直肌分离

明明生了孩子，却依旧和孕妇一样，肚皮又大又松又软。肚子摸起来还有凹陷，看着镜子里的自己，十分苦恼。身材没恢复不说，时不时地还会出现腰酸、腿疼、膝盖痛。

不少生完孩子的妈妈出现了以上症状，这究竟是怎么了呢？如果妈妈发现自己有以上症状。很不幸，你可能出现了腹直肌分离。

在了解腹直肌分离之前，我们先来认识一下腹直肌。腹直肌位于腹前壁正中线两旁，是上宽下窄的带形多块肌肉。

从下方左侧图中可以看到，正常情况下，腹直肌位于腹前壁正中线两旁。但在怀孕后，尤其是妊娠晚期，逐渐增大的子宫会导致腹壁扩张，我们的腹直肌就会从腹前壁正中线两旁逐渐向两侧分离，变成了下方右侧图中这样。

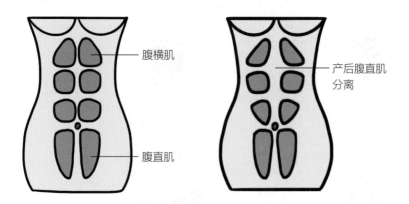

正常情况下，产后的腹壁会逐渐恢复，腹直肌会再次向中线靠拢，通常在半年到一年内就能够回到原来的位置。但因为某些原因，在产后半年内腹直肌仍然没有回到原来的位置，就可以诊断为腹直肌分离。

3.4.1　腹直肌分离的典型表现

"卸了货"还像孕妇，肚子又大又松

明明生了孩子，看起来还和孕妇一样，肚子大不说，还松垮垮的。这是腹直肌分离的典型表现。为什么会这样呢？因为在子宫不断膨大并向腹直肌施加压力的过程中，肚皮会变得越来越薄，皮肤弹性纤维还可能断裂。这导致生完孩子，肚皮依旧松松垮垮，又大又软。

肚子中间有深坑，一摸就发慌

腹直肌分离的第二个典型表现是很多分离严重的妈妈，躺下以后腹部中央可以摸到一个坑，有时候甚至能摸到腹腔内的器官。听起来有些吓人，这是因为伴随着腹直肌分离出现了腹内外斜肌的过度拉伸，以及在生产过程中出现了盆底肌群损伤，这让分离的腹直肌中间形成了最薄弱的深坑。

腰疼、腿疼、膝关节疼，骨盆变形

腹直肌分离的第三个典型表现是出现腰疼、腿疼、膝关节疼，严重时还会出现骨盆前倾和变形。这是因为腹壁在腹直肌分离和腹外斜肌过度拉伸的情况下变得无力，器官移位，腹部膨出。身体为了维持平衡，腰椎会前挺，膝关节也会发生韧带和肌肉的牵拉方向的改变，造成关节磨损，进而引起腰疼、腿疼和膝关节疼痛。

3.4.2　如何自检有没有腹直肌分离

仰卧位，两腿弯曲，露出腹部。腹部发力，抬起背部，一只手指从上向下找腹直肌中间的缝隙，分别在肚脐上4.5cm，肚脐高度和肚脐下4.5cm停下，看这些地方两侧腹肌之间的缝隙可以放入多少根手指。如果怀疑自己有腹直肌分离，则需要到正规的医院让临床医生给出明确的诊断，不要盲目下定论。

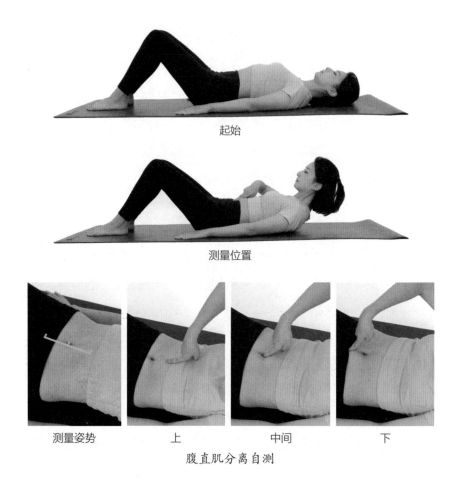

起始

测量位置

测量姿势　　　上　　　中间　　　下

腹直肌分离自测

如何准确知道腹直肌分离的宽度？

通过体检，可以判断腹直肌是否存在分离。CT可以辅助诊断腹直肌分离，更准确地测量腹直肌分离的宽度。

3.4.3　哪些孕产妇容易出现腹直肌分离

高龄孕产妇

随着年龄的增加，皮肤和肌纤维的弹性会下降，容易出现腹部肌肉质量和力量减少的情况，进而增加腹直肌分离的风险。

胎儿过重、羊水过多和多胎妊娠的孕产妇

胎儿过重、羊水过多都会使腹围明显增加，腹部肌肉被拉扯得更松弛。多胎妊娠同理。

营养摄入不均衡，过于偏瘦的孕产妇

由于营养摄入不均衡（孕吐反应或其他原因导致）或孕前比较瘦弱，腹壁肌肉可能相对薄弱，也会容易出现腹直肌分离。

缺乏锻炼，体重增长过快的孕产妇

一怀孕就进入养胎模式，拒绝出门活动，瞎吃猛睡，体力活动少，缺乏适当的锻炼，孕期体重增长过多，都易引起腹直肌分离。

多次妊娠的孕产妇

每一次怀孕都会对腹直肌进行牵拉。多次妊娠的孕产妇由于感受了多次压力，发生腹直肌分离的可能性更高。

3.4.4　腹直肌分离该如何预防

按时产后复查

按时进行产后复查，先让医生评估腹直肌功能，再结合自身情况和医生的建议，进行适当的产后康复训练。

适度、适量运动

不管是孕期还是产后，适度、适量的运动都非常重要。可以根据自己的实际情况选择一些有氧运动。适当的运动不仅能增强身体的免疫力和适应力，还能帮助产后的身体更快、更好地恢复。但是，产后运动一定要适度、适量。千万不能一味地求快、求早、求狠！有些想快速恢复身材的妈妈，刚生完孩子就想尽快开始锻炼，开始练习仰卧起坐、卷腹等动作。殊不知只有在腹直肌分离宽度小于二指的情况下，才可以进行锻炼腹直肌的腹部运动。不然，仰卧起坐做得越多，腹直肌会分离得越厉害。

3.4.5　已经出现腹直肌分离怎么办

如果在产后经临床诊断腹直肌分离的宽度小于3指，可以按照本书提供的训练动作来进行康复训练，帮助腹直肌恢复正常状态。如果腹直肌分离宽度较大且已经超过3指，需要接受临床治疗。一定不要做仰卧起坐或一些让腹直肌强力收缩的动作，这可能会加重腹直肌分离的程度。

3.4.6　康复训练方法

起始动作

　　仰卧位，自然屈膝，脚掌放松，双腿分开与髋同宽，膝盖正向上方，脚尖正向前方。一侧手叉腰维持骨盆稳定，另一侧手放于下腹部感受腹部收缩。

动作过程

　　鼻吸嘴呼，吸气2秒，呼气4~6秒。

　　想象肚子中心有一个气球，呼气时，可发出"wu""yi"的声音帮助深层腹部肌肉收紧，手掌能够明显感觉到小腹处与侧腰处的肌肉向肚子中心收紧。

　　15~20次呼吸为一组，完成2~3组。

第一步

激活腹横肌

腹横肌激活训练

目标

15~20
次

×

2~3
组

动作注意点

- 在呼吸时，肩部要处于放松和下沉状态，不要耸肩。
- 配合呼吸完成动作，不要憋气。

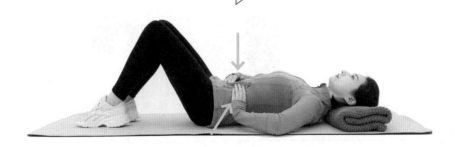

四足位呼吸训练

目标

15~20
次

×

2~3
组

起始动作

双手支撑于地面，肘关节不要弯曲，两个手掌之间的距离与肩同宽或稍宽于肩。膝关节与髋关节屈曲90°保持稳定，收紧腹部，骨盆处于中立位，注意后背保持一条直线，腰部不要塌陷，不要撅屁股。

动作过程

鼻吸嘴呼，吸气2秒，呼气4~6秒。

吸气准备，用鼻子吸气，感受胸廓的横向扩张，不要耸肩。想象你的腹腔内部有一个气球，呼气时，用腹部将气球挤压变小。可发出"wu""yi"的声音帮助深层腹部肌肉收紧。

15~20次呼吸为一组，完成2~3组。

动作注意点

● 整个训练过程中，时刻控制下腰部肌肉，保持后背呈一条直线。

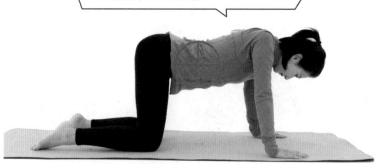

胸部抬起

第二步

强化腹横肌

目标

8~10
次

×

2~3
组

起始动作

俯卧位，想象头顶有根线使脖颈延伸，双手置于双肩外侧给予身体支撑。

动作过程

吸气准备，想象腹部中间有一个球，呼气时首先将腹部收紧，想象用腰腹力量把球向球心挤压，感受腹部发力。保持腹部收紧，胸椎伸展带动身体抬起，只要胸骨离开垫子即可，不需要抬太高。

动作过程应始终保持腹部收紧，腰部没有明显发力。脖颈放松往上抬，越往上抬，腹部收紧越多。如果初期腰部发力明显，可降低脖颈抬起高度。

再次吸气准备，呼气，腹肌收紧，随后边呼气边将身体慢慢还原。8~10次为一组，完成2~3组。

动作注意点

- 动作过程中，膝盖始终保持伸直。
- 呼气之初，收紧腹部时骨盆和胸廓的位置不变，仅仅是腹部肌肉向中心收紧。
- 刚开始练习时，可以通过两次呼吸来完成胸部抬起动作，随着能力的增强，逐渐实现一次呼吸完成抬起动作。
- 避免脖颈抬起过高，给腰部较大压力。
- 避免颈椎伸展过度。

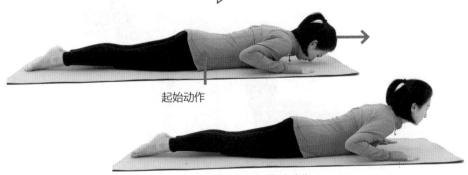

起始动作

完成动作

四足支撑抬膝

起始动作

跪姿骨盆后旋，四肢跪撑体位。

动作过程

吸气准备，呼气时腹部向中心用力收紧，身体发力，膝盖离地。如果可以，在这个体位，保持2~3次呼吸。再慢慢放下膝盖。6~8次为一组，完成2~3组。

目标

6~8
次

×

2~3
组

动作注意点

- 注意脊柱摆放位置，脊柱水平延伸，在中立位、不要塌腰拱背。
- 不要憋气。
- 如果手腕处不适，可以在手腕下垫一条毛巾，或将瑜伽垫前部折叠垫在手掌下。

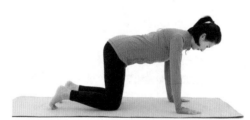

起始动作

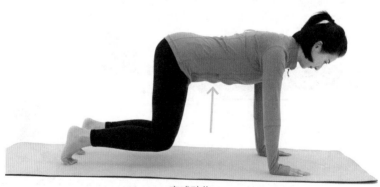

完成动作

起始动作

跪姿提膝骨盆后旋，四肢跪撑。

动作过程

吸气准备，呼气，收紧腹部，保持骨盆的位置，左腿慢慢向后推出至伸直，动作慢速而有控制。

再次吸气准备，呼气，收紧腹部，保持骨盆位置，回到起始位置。交换右腿完成同样动作。

8~12次为一组，完成2~3组。

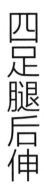

四足腿后伸

目标

8~12
次

×

2~3
组

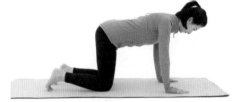

起始动作

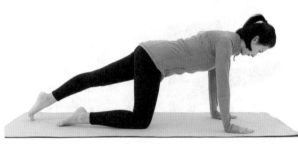

左腿

动作注意点

- 注意脊柱摆放位置，脊柱水平延伸，在中立位、不要塌腰拱背。
- 始终保持腹部收紧，骨盆不动，不要憋气。
- 如果手腕处不适，可以在手腕下垫一条毛巾，或将瑜伽垫前部折叠垫在手掌下。

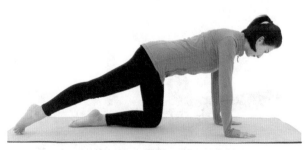

右腿

死虫式

进阶强化腹横肌

目标

6~8
次

×

2~3
组

起始动作

仰卧位，手臂伸直举起，与地面呈90°。屈膝，大腿与地面垂直。手臂向天花板延伸，想象有人拉着你的手。

动作过程

吸气准备，保持手臂的延伸感，呼气，收紧腹部，保持骨盆不动，一侧手臂向下放靠近头部，对侧腿伸直慢慢靠近瑜伽垫。再次吸气准备，呼气，收紧腹部，保持骨盆位置不变，换对侧执行动作。

配合呼吸，重复上述动作，双侧完成为一次，6~8次为一组，完成2~3组。

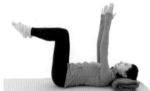

起始动作

动作注意点

- 动作过程中骨盆不发生多余动作，脚接触瑜伽垫时不要让骨盆一侧高于另一侧。
- 不要憋气，配合呼吸完成动作。
- 动作过程中出现任何弹响或不适，立即停止动作。

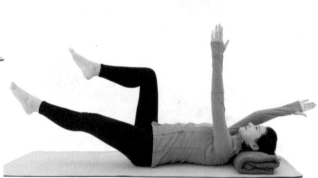

左侧

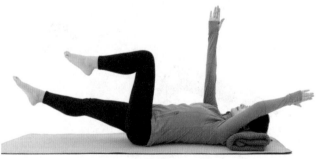

右侧

起始动作

四肢跪撑体位，手腕在肩部正下方，双膝跪地，屈髋屈膝约90°，双腿分开与髋同宽，身体处于中立位，眼睛看着前方的地面。

动作过程

吸气准备，想象腹部中间有一个球，呼气时首先将腹部收紧，想象用腰腹力量把球向球心挤压，感受腹部发力。一侧手臂抬起，手臂伸直，直至几乎与地面平行，肩部和耳朵保持一定距离；同时对侧腿伸直离地，直至与地面平行。

再次吸气，腹肌收紧；随后边呼气边将身体慢慢还原。双侧交替运动。每侧重复6~8次为一组，完成2~3组。

四足伸展

目标

6~8
次

×

2~3
组

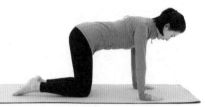

起始动作

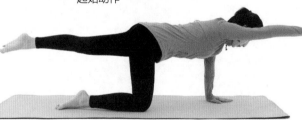

右臂和左腿

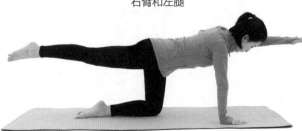

左臂和右腿

动作注意点

- 动作过程中，手和腿不能抬得过高，与地面平行即可。
- 手腕或者肩部有问题时可适当减少抬高角度，在无痛范围内练习。
- 呼气做动作之前先将腹部收紧，动作过程中保持躯干稳定。
- 如果手腕处不适，可以在手腕下垫一条毛巾，或将瑜伽垫前部折叠垫在手掌下。

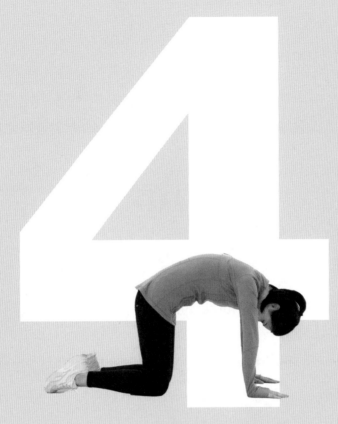

第 4 章

恢复运动第一步——体态的纠正，获得正确的身体排列

克服了生产带来的种种困扰，大家是不是都迫不及待地想要通过运动恢复身材了？别急，还有一件事需要完成，那就是把身体排列调整到一个良好的位置。这不仅可以让我们拥有漂亮的体态，也能帮助大家减少肩颈痛、腰疼的风险，还能让我们更安全、更高效的运动。

4.1 体态的自我评估

这个评估一共包含3个部分，分别是腰痛水平、身体排列以及活动功能，总分最高为10分，分数越高表明功能受限的程度越大。

4.1.1 腰痛水平

使用VAS评分（第47页）评估腰痛水平：0~3分（+1）；4~7分（+2）；8~10分（+3）。

4.1.2 身体排列

找一个同伴，在有镜子和墙面的地方进行身体排列的评估。

姿势一

身体正面面向镜子，放松站立，观察自己两边的肩膀是否出现不等高的情况：是（+1）；否（0）。

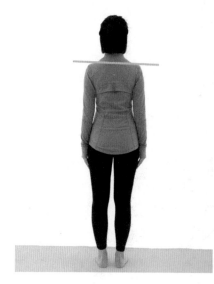
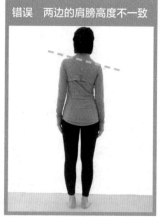

错误 两边的肩膀高度不一致

姿势二

请你的同伴站在侧面观察你的身体，看你是否出现头前伸、肩前移、含胸的体态：是（+1）；否（0）。

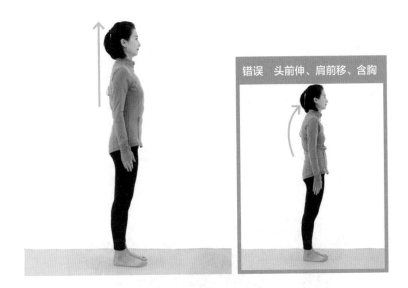

错误　头前伸、肩前移、含胸

姿势三

请你背靠墙，双脚并拢，手臂放松贴于身体前方，脚后跟、骶骨后面、后背、后脑勺都靠在墙面上，这个时候测量自己腰部和墙之间的间隙：间隙大于一拳（+1）；间隙约为一掌或没有什么空隙（0）。

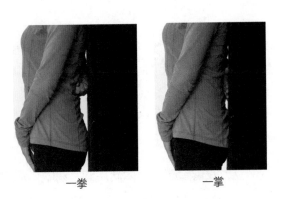

一拳　　　　　　　　一掌

4.1.3　活动功能

活动功能的评估需要光脚在地板上进行，找一个同伴协助你，在一个可以弯腰转身的空间内进行评估。

动作一

双脚并拢站立，弯腰过程中膝盖保持伸直，双手尝试触摸脚尖。

判定标准1：手指可触及脚尖。

判定标准2：脊柱曲线平滑。

判定标准3：膝盖能保持伸直。

达不到以上任一标准，判定为动作不达标。

出现疼痛或者动作不达标（+1）；无痛且动作达标（0）。

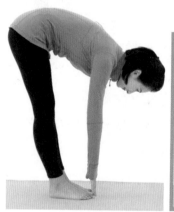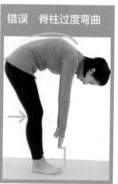

错误　脊柱过度弯曲

注　如果无痛但不能触及脚尖，可以记录双手此时能触摸到的位置，以观察康复训练后动作是否改善；只用双手触及脚尖，不用过度弯腰或者手掌触地。

动作二

双脚并拢站立，双臂举起，身体向后仰，请同伴观察你的身体。

判定标准1：肩膀超过脚后跟。

判定标准2：髂骨最前面超过脚尖。

判定标准3：脊柱曲线平滑。

达不到以上任一标准，判定为动作不达标。

出现疼痛或者动作不达标（+1）；无痛且动作达标（0）。

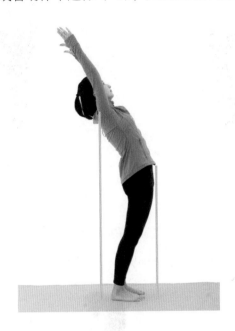

动作三

双脚并拢站立，双手放松置于身体两侧，双膝在动作过程中不可分开，将身体转向一侧。

判定标准1：双侧均能转动90度（观察两肩连线的转动角度）。

判定标准2：膝盖保持并拢。

达不到以上任一标准，判定为动作不达标。

出现疼痛或者动作不达标（+1）；无痛且动作达标（0）。

注　可请同伴观察；注意比较两侧的对称性以及转动时的费力程度。

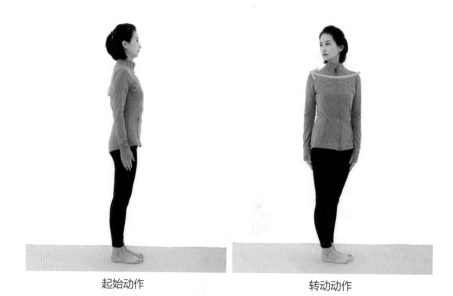

起始动作 转动动作

动作四

双脚并拢站立，双手握拳，蹲下去，看拳头是否可以触地。

出现疼痛或者拳头不能触地（+1）；无痛且拳头能触地（0）。

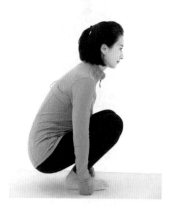

4.1.4 评分结果分析

• 0~3分：表明功能受限程度较小，症状较轻，可以通过改变日常习惯以及调整发力方式，结合康复训练来获得体态改善，可直接从level2开始训练。

- 4~6分：表明功能已经出现一定程度的受限，症状较为明显，如果不积极有效地进行康复训练，腰部问题加剧的风险较高。建议除了改变日常习惯，还应配合日常拉伸，并严格按照康复训练计划开展锻炼，同时进行居家放松练习能够获得更大的改善。

- 7~10分：表明功能受限程度较大，腰部问题已十分明显，有必要尽快进行康复训练，避免出现严重的身体结构问题，身体功能进一步恶化。除了按照康复训练计划进行锻炼之外，建议增加level1的训练频率，或者延长level1的训练周期，以获得明显的效果。

4.2　错误体态的纠正

4.2.1　自我放松方法

为了纠正错误的体态，应该将一些紧张的部位通过恰当的方式进行放松。一般采用拉伸动作或滚压泡沫轴、筋膜球进行自我放松。针对自己紧张的肌肉选择练习动作，不用把全部动作做一遍。

颈部前侧拉伸

起始动作

坐姿位，将脸移向与被拉伸侧的对侧，同时与被拉伸侧的对侧手按在锁骨施加压力。

动作过程

吸气准备，呼气时一侧手按住锁骨，头向相反方向斜上方上抬。

重复3~5次为一组，完成一组，感受颈部紧绷感。

目标

3~5
次

动作注意点

● 不要憋气，缓慢持续拉伸，保持呼吸畅通。

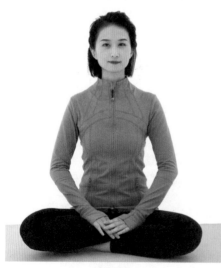

起始动作

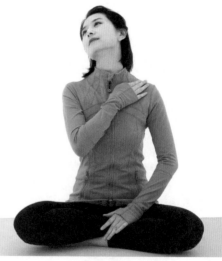

转动动作

起始动作

跪姿位，两脚分开与髋同宽，臀部向后沉坐在脚后跟上，如果无法触到脚后跟，可以在臀部下方垫一个垫子。

动作过程

吸气准备，呼气，手缓慢向前移，身体向前，试图用额头触地，达到自身最大限度。维持该动作30~60秒。在这个体位下可以感受到背部的拉伸感。

再次吸气，呼气时还原。重复3~5次为一组，完成一组，感受拉伸背部的放松感。

婴儿式背部拉伸

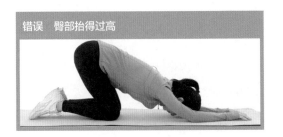

错误　臀部抬得过高

目标

3~5
次

动作注意点

- 全程应注意保持双手双脚的对称，身体不要偏移。
- 臀部不要离开脚后跟或垫子，尽可能保证背部的延展。

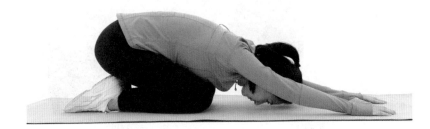

扶墙胸部拉伸

起始动作

站立位，身体侧面面对墙，保持身体挺直，右臂向右侧水平伸展，手掌扶墙面，左手扶髋部。

动作过程

吸气准备，呼气时身体缓慢地向左侧扭转，尽可能达到自身最大限度。保持10~20秒，此时均匀地呼吸。保持这个体位可以感受到右胸肌肉拉伸的酸胀感。

再次吸气，呼气时还原，进行对侧动作。每侧完成3~5次为一组，完成一组，感受拉伸后胸部肌肉的放松感。

目标

3~5
次

动作注意点
- 完成动作过程中应收紧腹部。
- 保持动作过程中身体始终挺直，不要低头含胸。

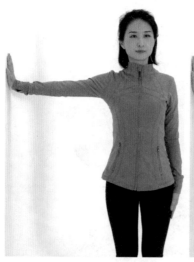

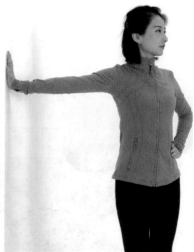

起始动作　　　　　　　　　完成动作

起始动作

坐位，保持身体挺直，左臂向右伸直，置于胸前，用右手前臂在左手的肘关节上方稍施加压力。

动作过程

吸气准备，呼气时右手缓慢向胸部方向轻轻按压左臂以伸展肌肉，保持30秒，此时均匀地呼吸。保持这个体位可以感受到左肩和左上臂后侧肌肉拉伸的酸胀感。

再次吸气，呼气时还原，进行对侧动作。每侧完成3次为一组，完成一组，感受拉伸后双臂肌肉的放松感。

三角肌拉伸

目标

3
次

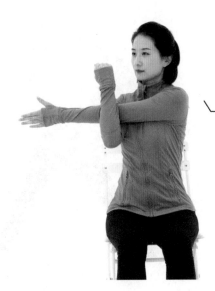

动作注意点

- 不要低头含胸，脖子向上方拉伸。
- 保持动作过程中，身体始终挺直。

体侧屈腹斜肌拉伸

起始动作

站立位，两脚开立，双脚之间的距离大约为2~3倍的肩宽，右脚脚尖向前，左脚脚尖稍向左，两手伸直。

动作过程

吸气准备，呼气，身体逐渐向右下方伸展直至右手能够握住脚踝上方（可以根据自己能力调整高度），左手向上伸直，伸展过程中背部保持挺直，不要含胸。维持该动作30秒，保持这个体位可以感受到左侧腹部与大腿内侧拉伸的酸胀感。

再次吸气，呼气时还原，进行对侧动作。每侧完成3次为一组，完成一组，感受拉伸后腹部肌肉的放松感。

目标

3

次

动作注意点

- 腹直肌分离者不可做这个动作。
- 向下伸展时保持腰背部挺直，不要弯曲背部。
- 两腿保持伸直状态，膝盖不要弯曲。
- 手握住脚踝上方时，应把手放在小腿的侧面。
- 腹直肌分离者不可做此动作。

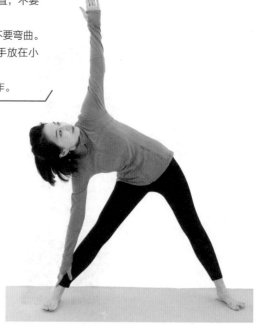

106

起始动作

跪姿位，双手撑地，两脚分开与髋同宽，双手分开与肩膀同宽，中指或食指正对前方，双臂互相平行。

动作过程

脚尖点地，吸气准备，呼气，手推地，臀部向天花板抬起，慢慢蹬直双腿，尽可能伸直膝盖。根据自己的能力，可进一步尝试将脚后跟慢慢落到垫上。维持该动作 30 秒，保持均匀呼吸，保持这个体位可以感受到背部与腿部后群肌肉拉伸的酸胀感。

再次吸气，呼气时还原。重复 3 次为一组，完成一组，感受拉伸后背部和腹部肌肉的放松感。

下犬式背阔肌拉伸

目标

3
次

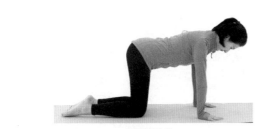

起始动作

动作注意点

- 全程应注意保持身体的平衡，不要偏移。
- 如果刚开始练习时无法伸直膝盖，可以停留在自己能做到的位置保持动作。

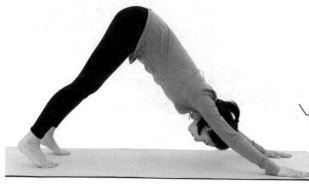

完成动作

仰卧转髋拉伸

目标

3
次

起始动作

仰卧位，两手伸直放于身体两侧外上方，左腿伸直，右腿屈膝。

动作过程

吸气准备，呼气，背部保持贴在瑜伽垫上，左手扶压右腿膝盖处慢慢将右腿压向身体左侧，慢慢将骨盆向左侧转动，直至右膝碰到瑜伽垫（如无法放到瑜伽垫上，可用瑜伽砖或靠垫支撑左膝）。维持该动作30秒，保持这个体位可以感受到臀部和腹外侧部肌肉拉伸的酸胀感。

再次吸气，呼气时还原，进行对侧动作。每侧拉伸3次为一组，完成一组，感受臀部肌肉的拉伸感。

动作注意点

● 转动时，上身保持不动，头颈部放松。
● 整个背部始终贴在瑜伽垫上，不要离开瑜伽垫。

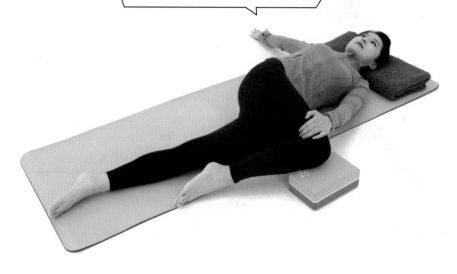

起始动作

坐位，双腿并拢伸直，双手向前伸直。

动作过程

吸气准备，呼气时身体向前倾用双手握住脚底，若不能完成则握住脚踝上方，背部尽可能挺直，使胸部尽量贴近大腿。保持自然呼吸，维持该动作30秒。保持这个体位可以感受到大腿后面的肌肉拉伸的酸胀感。

完成3~5次为一组，完成一组，感受拉伸后大腿后群肌肉的放松感，每次动作都尝试比前一次达到更远的地方。

前屈式腘绳肌拉伸

目标

3~5
次

动作注意点

● 膝盖应全程保持伸直。

● 不要过度含胸。

● 如果感觉完成动作困难，可坐在瑜伽砖上。

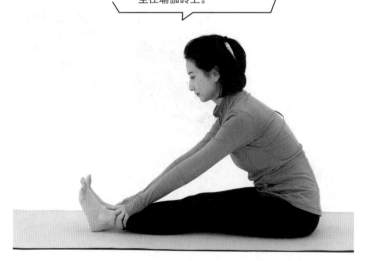

侧卧位股四头肌拉伸

起始动作

侧卧位，左臂弯曲，头部枕在左臂上，右腿向后屈膝，用右手拉住脚踝，向后发力。

动作过程

吸气准备，呼气时右手抓住右脚，右侧小腿逐渐缓慢向右侧大腿靠近。维持该动作30秒，保持这个体位可以感受到右大腿前侧和右侧腰部肌肉拉伸的酸胀感。

再次吸气，呼气时还原，进行对侧动作。每侧拉伸3次为一组，完成一组，感受拉伸后大腿前侧和侧腰部肌肉的放松感。

目标

3
次

动作注意点

- 拉伸时，用力缓慢、温和，以不会引起任何的疼痛的力度为准。
- 躯干挺直，不要含胸驼背。

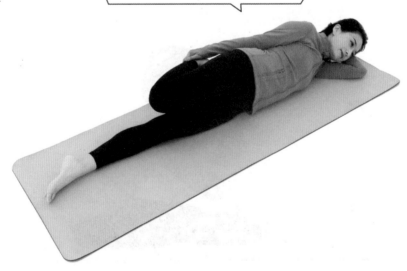

起始动作

仰卧位，双膝屈曲，双手叉腰。

动作过程

吸气抬左脚，左膝保持屈曲，左脚脚踝搭在右膝上方。右脚上抬离开垫面，双手抱着右侧大腿后方。呼气，双手拉右侧大腿使右侧膝盖靠近胸部。

吸气保持动作，呼气时左膝盖向外侧进一步打开，双肩完全放松。下一次呼气时解开双手，身体回正。再做对侧动作。每侧拉伸3次为一组。完成一组。

穿针眼

目标

3
次

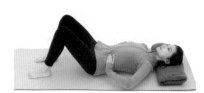
起始动作

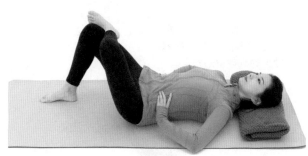

中间动作

动作注意点
- 避免耸肩，身体始终位于中立位。

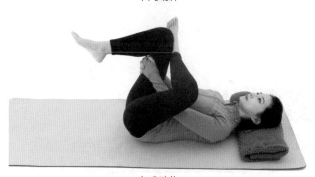
完成动作

泡沫轴松解

大腿后侧（腘绳肌）松解

起始动作

坐位，双手向后外侧伸直，放置在地面上以保持身体平衡，双腿并拢伸直向上抬，使双腿放在泡沫轴上。

动作过程

吸气准备，呼气时使泡沫轴在臀部与膝盖之间缓慢来回滚动。可以感受到大腿与泡沫轴接触位置的肌肉的按压感。

缓慢滚动1~2分钟，如果有明显的痛点，可以在该位置保持20~30秒。

再次吸气，呼气时还原。整个动作持续1~2分钟为一组，完成一组。

目标

1~2
分钟

动作注意点

- 为了增加负荷，可以将一条腿叠在另一条腿上施加压力（叠在上方的腿向下施力）。

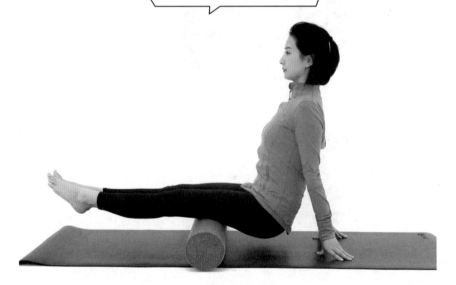

起始动作

侧卧位，左手屈肘手臂支撑在垫上，右手臂微微弯曲手掌支撑于地面，右腿膝盖微弯脚尖踩地以维持平衡，左腿伸直，将泡沫轴放于左大腿下方。

动作过程

吸气准备，呼气时手与腹部、左腿同时发力，使泡沫轴在左侧膝盖与臀部之间缓慢来回滚动。保持这个动作可以感受到大腿外侧与泡沫轴接触位置的肌肉的按压感或酸胀感。

缓慢滚动1~2分钟，如果有明显的痛点，可以在该位置保持20~30秒。

再次吸气，呼气时还原，进行对侧动作。整个动作持续2~4分钟为一组，完成一组。

大腿外侧（髂胫束）松解

目标

2~4

分钟

动作注意点

• 保持躯干的挺拔，避免含胸或过度挺肚子。

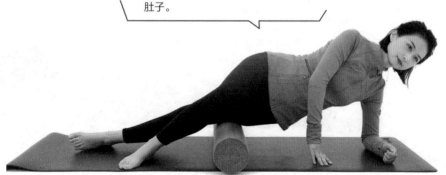

大腿前侧（股四头肌）松解

目标

1~2
分钟

起始动作

俯卧位，双手向前交握，用肘支撑身体，双腿挺直自然分开，泡沫轴置于大腿下方。

动作过程

吸气准备，呼气时手臂与腹部、腿部同时发力，使泡沫轴在膝盖与臀部之间缓慢来回滚动。保持这个动作可以感受到大腿前侧与泡沫轴接触位置的肌肉的按压感。

缓慢滚动1~2分钟，如果有明显的痛点，可以在该位置保持20~30秒。

再次吸气，呼气时还原。整个动作持续1~2分钟为一组，完成一组。

动作注意点

- 避免过度塌腰，以免给腰椎增加过多负荷。

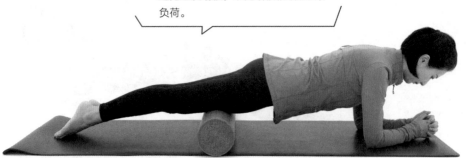

起始动作

侧卧位，右手叉腰，左手支撑于瑜伽垫上保持身体平衡，右腿跨过左腿点地支撑，将泡沫轴放在左侧臀部下方。

动作过程

吸气准备，呼气时手臂与腹部、腿部共同发力，使泡沫轴在左侧臀部下方缓慢来回滚动。保持这个动作可以感受到左侧臀部与泡沫轴接触位置的肌肉的按压感。

缓慢滚动1~2分钟，如果有明显的痛点，可以在该位置保持20~30秒。

再次吸气，呼气时还原，进行对侧动作。整个动作持续2~4分钟为一组，完成一组。

臀部肌肉侧方（臀中肌和梨状肌）松解

动作注意点

• 保持躯干的挺拔，避免含胸或过度挺肚子。

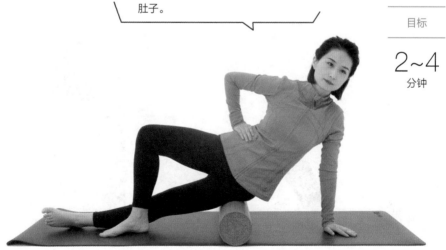

目标

2~4
分钟

臀大肌松解

起始动作

坐位，双手向后支撑在地面上保持身体平衡，手肘微微弯曲，双腿并拢屈膝，双脚支撑地面，将泡沫轴放置在臀部下方。

动作过程

吸气准备，呼气时手掌缓缓向后移动，使身体慢慢下沉。可以感受到臀部与泡沫轴接触位置的肌肉的压痛感。缓慢滚动1~2分钟，如果有明显的痛点，可以在该位置保持20~30秒。整个动作持续1~2分钟为一组，完成一组。

目标

1~2
分钟

动作注意点

• 只是坐在泡沫轴上，调整手臂支撑的位置，让泡沫轴能更深层的放松臀部肌肉。

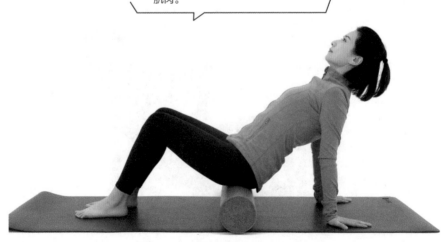

起始动作

坐在地板上，左腿屈膝，放松。小腿适当涂抹少量润肤露或润肤油，减少皮肤的摩擦（不要抹太多，阻力太小会影响效果）。

动作过程

右手握拳，使用掌指关节从脚踝上方、小腿外侧的位置开始施加压力，保持压力的大小不变，慢速向膝关节滑动，滑动10～20次，回到起始动作，按压对侧。每侧滑动10～20次为一组，完成一组。

动作过程中某些位置可能会有明显疼痛，酸胀甚至刺痛的感觉，属于正常现象，这意味着这些位置的筋膜张力增加，可以在这些位置加压多停留5～10秒。

按压过程中可以感受到按压部位肌肉的放松感。

小腿前侧和外侧的自我松解

手法松解

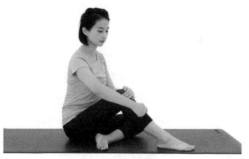

前侧

目标

10~20

次

动作注意点

- 垂直皮肤向下施力且在整个动作中握拳的手不要松开。
- 以自己能接受的力度为限。

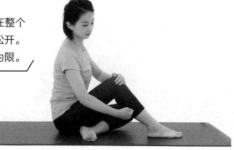

外侧

117

小腿后侧自我按摩

起始动作

坐位，双腿屈髋屈膝，左腿后外侧打开，贴在瑜伽垫上，右腿稍向前伸。

动作过程

双手掌握住右小腿两侧，双手拇指按压小腿后侧肌肉，揉2~3分钟为一组，完成一组。

目标

2~3
分钟

动作注意点

- 动作过程中可能会有某些位置有明显疼痛、酸胀，属于正常现象，可以在明显酸痛的位置保持多按压数次。

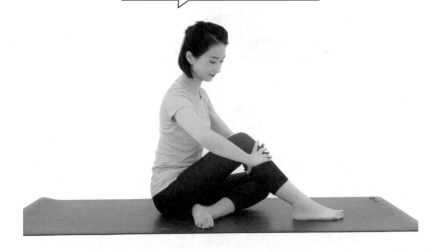

关于花生球和筋膜球使用的注意事项

• 确保花生球或筋膜球在软组织部位下方，尽量不要让花生球或筋膜球直接在骨头或关节上滚动。

• 放松时可能会伴随明显的酸胀或痛感，不要憋气，深呼吸可以帮助你缓解疼痛。

• 力度适中，肌肉不是越疼越好。

• 不要滚压得太快，需要保持按压力度不变，让浅层的筋膜和肌肉有充分的时间来适应压力。

背部松解

花生球和筋膜球松解

目标

10~15
次

起始动作

仰卧位，双手放在后脑勺处，屈髋屈膝，双腿自然打开与髋同宽。将花生球放在背部下方。

动作过程

吸气准备，呼气时花生球延脊柱缓慢向上滚动，到达肩部位置，再向下滚动到最下面的肋骨处。

可以感受到背部肌肉有按压感。可以在疼痛明显的位置停留10~20秒。

再次吸气，呼气时还原。完成动作10~15次为一组，完成一组。

动作注意点

● 双手不要过多将脖子拉向前，以免增加颈椎的负担。

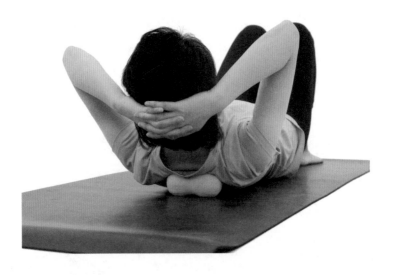

起始动作

　　仰卧位，屈膝屈髋，将花生球置于胸椎下方合适的位置。脊柱后面凸起的部位（棘突）放置在花生球中间的凹槽上，两侧的球体置于脊柱两侧的肌肉下方。此时，可能可以感受到按压部位明显的酸胀或酸痛感。

动作过程

　　如果在这个位置酸胀感已经十分明显，就在这个位置保持90秒。根据个人情况，可进一步加强松解效果，将双手掌心相对，指尖指向天花板，而后缓慢向头的方向放下双臂。保持姿势2~3分钟。

　　在一个位置完成松解后可以上下小幅度移动花生球，将花生球放置在不同的胸椎下方，重点放松酸胀感最强烈的两三处地方。请注意，花生球只放置在背部下方，颈椎和腰部下方避免放置花生球。整个动作持续3~4分钟为一组，完成一组。

花生球胸椎松解

目标

3~4

分钟

动作注意点

● 动作过程中保持自然呼吸，不要憋气；
● 如果痛感过强或者因为垫了花生球，头部无法轻松地落到地板上，可以在头部下方枕适当高度的毛巾或垫子降低难度。

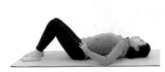

起始动作

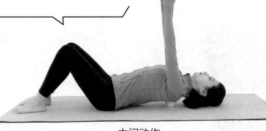

中间动作

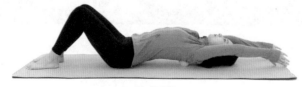

完成动作

侧方松解

目标

3
组

起始动作

侧卧位，左臂屈肘，左手支撑头部，右手撑地保持身体姿势稳定，将筋膜球放在左侧腋下后方约四指宽处。

动作过程

保持自然呼吸，筋膜球在压痛处持续按压90秒。完成后换对侧进行松解，以上动作为一组，完成3组。

这个动作可以感受到双侧腋下后方肌肉的按压感。

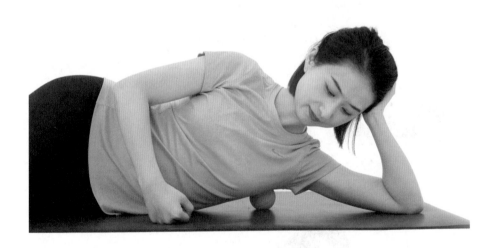

起始动作

俯卧位，右手手臂向斜上方伸直，将筋膜球放于右侧胸部下方。

动作过程

保持自然呼吸，筋膜球在压痛处持续按压90秒。完成后换对侧进行松解，以上动作为一组，完成3组。

胸部松解

目标

3
组

动作注意点

● 如果哺乳期的妈妈感觉俯卧不适，则避免做该动作。

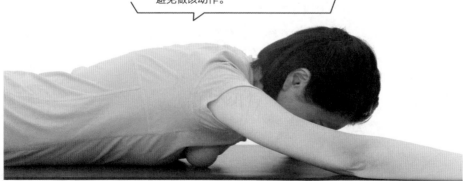

4.2.2　自我灵活性训练

松解完紧张和僵硬的部位，接下来大家可以开展灵活性训练。建议妈妈们可以每周安排5~7天，每天选择2~3个下面展示的分动作进行练习。有久坐习惯的妈妈可以坚持练习这些动作。

骨盆时钟

目标

6~10
次

起始动作

仰卧位，自然屈膝，脚掌放松，双腿分开与髋同宽，膝盖、脚尖正向前方。身体保持中立位。双手叉腰，脖子向后侧伸展，可以在头部后方垫一条毛巾。

动作过程

将自己的骨盆想象成一个钟表盘，骨盆上端靠近肚脐处为12点钟方向，骨盆最下端为6点钟方向，骨盆左侧为3点钟方向，骨盆右侧为9点钟方向。先练习一下骨盆的前后倾和骨盆的左右回旋。

骨盆的前后倾：吸气准备，呼气时，向前倾斜骨盆，想象有一个球向6点钟方向滚动，然后还原；向后倾斜骨盆，想象球向12点钟方向滚动。

骨盆的左右回旋：吸气准备，呼气时收腹、收盆底肌，骨盆向左旋转，想象球向3点钟方向滚动；吸气回正，呼气时向右旋转，想象球向9点钟方向滚动。

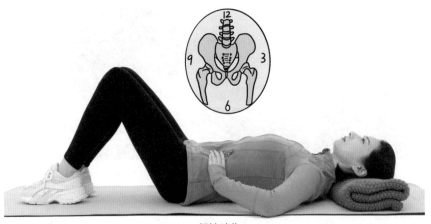

起始动作

　　在练习过骨盆的前后倾和左右回旋之后，回到起始动作，吸气准备，呼气时骨盆向后倾来到12点的位置，吸气时骨盆向左向前经过3~6点的位置，呼气时骨盆向右向后通过9点的位置回到12点的位置。重复以上动作6~10次为一组。完成一组。

动作注意点

- 动作过程中，双腿不要分开太宽（可在双腿间夹一颗球或一本书来防止双腿过于分开），也不要晃动。
- 动作过程中，保证背部始终贴在瑜伽垫上，腰部不要抬得过高，肩部要放松并保持下沉状态。
- 动作过程中，双膝应始终保持一拳左右的距离，避免相互靠拢。
- 骨盆画圈时，用腹部去引导动作而不是双腿，顺时针、逆时针方向画圈均可尝试。

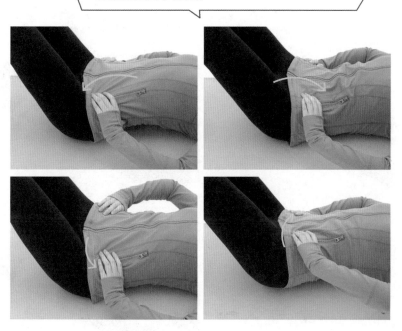

翻书

目标

5
组

起始动作

侧卧位，保持头、脊柱与骨盆在正中的位置，双手、双膝、双踝并拢，屈膝，膝盖中间夹靠垫或卷好的毛巾，双手伸直，掌心相对，置于身体前侧，与躯干呈90°角。

动作过程

吸气时上方的手臂向外打开指向天花板。打开手臂的过程中，胸椎带动手臂转动，头部随着手臂旋转，呼气时手继续向身体后侧打开，直到打开一侧的手背接触地板，如果无法触地，则旋转到可以达到的最大幅度即可（只要感觉自己无法再旋转就已经到达最大幅度）。

双膝夹紧垫子，骨盆和双膝保持位置不变。在动作末端停留3~5次呼吸。

再次吸气，呼气时恢复起始动作。以上为一组，重复以上动作5组。

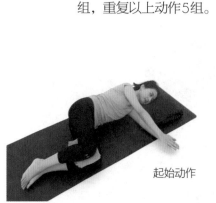

起始动作

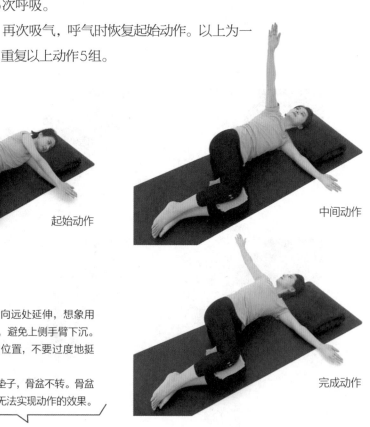

中间动作

完成动作

动作注意点

- 手臂打开时尽量向远处延伸，想象用手去触碰天花板，避免上侧手臂下沉。
- 保持躯干的中间位置，不要过度地挺腰，肋骨外翻。
- 注意用双膝夹紧垫子，骨盆不转。骨盆跟着身体转动则无法实现动作的效果。

起始动作

俯卧位，肘关节弯曲，手掌放在肩下。如果肩部活动度不够，手可以往外放。双腿分开与髋同宽，双腿伸直，耻骨始终轻轻触地，头部向上抬起，髂前上棘（小腹两侧可触及的最突起的骨头）离开地面，膝关节离开地面，臀部放松，骨盆在正中位，双眼直视正下方，头向前伸。

动作过程

呼气准备，腹部收紧，骨盆保持原有位置。吸气时想象用鼻尖推玻璃球，双眼顺势往前看，肘向后拉带动脊柱逐节伸展，直到伸展至与下肋骨水平的位置。呼气从肋骨逐节落下，返回起始动作。

再次吸气，脊柱从颈椎开始逐节伸展，手臂伸直，感受肋骨与骨盆的连接，感受到腹部的核心肌肉在用力收缩，大腿发力，保持腿后侧肌群持续收缩用力，腰椎没有向后弯曲。呼气，脊柱分节落下，恢复起始动作。6~10次为一组，完成2~3组。

天鹅伸展

目标

6~10
次

×

2~3
组

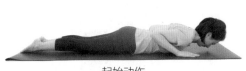

起始动作

动作注意点

• 抬起上身的时候收紧腹部，减少对腰部的压力。

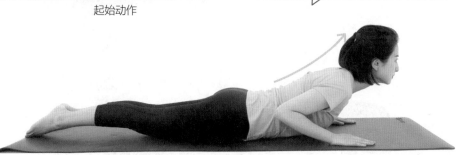

完成动作

127

坐姿脊柱旋转

目标

6
次

×

2~3
组

起始动作

坐位，盘腿（或双腿伸直），上身挺直，保持头顶、脊柱和骨盆在一条线上，双手打开像抱着一个球，双腿分开与髋同宽。如果坐不直，可在臀部下方垫瑜伽砖或书本（厚度不变的坚硬物品）。

动作过程

吸气准备，想象腹部内有一个气球，呼气时首先将腹部收紧，仿佛要将球向内收进腹部，感受腹部发力。

随后呼气，上身缓缓转向一侧，直至活动范围末端，保持2~3次深呼吸。双手位置和高度保持不变。吸气，上身回正。换对侧重复动作。

可以变换呼吸模式，即吸气，上身旋转，呼气，上身回正。6次为一组，完成2~3组。

动作注意点

- 不要含胸驼背，脊柱保持直立，头部保持延伸。
- 旋转时节奏匀速缓慢，不要快速转动。

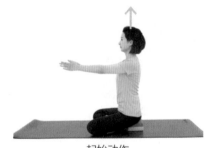

起始动作

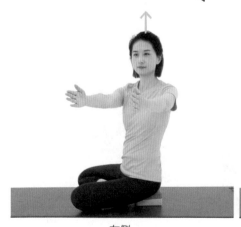

左侧

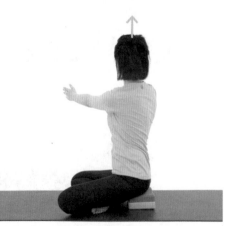

右侧

4.2.3 呼吸模式纠正性训练

进行灵活性训练的同时需要配合进行呼吸训练。呼吸模式纠正性训练需要坚持，建议大家每天选择2个下面展示的呼吸动作进行练习，坚持2~4周。

起始动作

准备一个长一点的泡沫轴（90cm左右），仰卧在泡沫轴上（头、脊柱、骨盆均由泡沫轴支撑），双手叉腰，稳定骨盆，双脚撑地维持身体平衡。自然屈膝，双腿分开与髋同宽，脚掌放松，膝盖朝天花板，脚尖指向正前方。

动作过程

鼻吸嘴呼，吸气2秒，呼气4~6秒。吸气准备，将你的腹腔想象成一个气球，吸气时腹部微微隆起，胸廓打开，在吸气末期停留1~2秒，然后用嘴巴呼气，想象用腰部和腹部向中心挤压气球，使气球慢慢收缩，直至气全部吐出后再进行第二次呼吸训练。

15~20次为一组，完成2~3组。

仰卧泡沫轴呼吸

动作注意点

- 整个训练过程中，全身处于一个较为舒适、放松的状态。
- 胸廓和骨盆在动作中保持不动，只有腰腹部的肌肉向中心收紧。
- 动作过程中，双膝应始终保持一拳左右的距离，避免相互靠拢。

目标

15~20
次

×

2~3
组

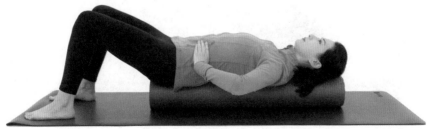

仰卧弹力带

目标

10~20
次

起始动作

仰卧位，头部下方枕高度适合的枕头，脸部与天花板平行。自然屈膝，双腿分开与髋同宽，膝盖朝天花板，脚尖指向正前方。

动作过程

弹力带从背部下方穿过，在胸前交叉。手握弹力带两端，拳心向上，使弹力带给予胸廓适当的压力。注意双臂保持与肩同宽，不可太靠近，会改变压力的方向。

鼻吸嘴呼，吸气2秒，呼气4~6秒。双手稍稍拉紧弹力带，吸气时肋骨横向扩张，撑开弹力带。躯干保持不动，不要挺腰，在吸气末期停留1~2秒。

吸气时，感受胸腔打开；呼气时，保持骨盆稳定，温柔地收紧腹部肌肉，每侧完成10~20次为一组。完成一组。

动作注意点

● 胸廓和骨盆在动作中保持不动，只有腰腹部的肌肉向中心收紧。

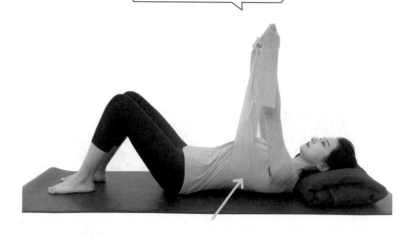

起始动作

侧卧位，头下垫高度适合的枕头或头枕于手臂上，自然屈膝。

动作过程

上方的手放置于胸廓下方感受呼吸时的扩张情况，也可在吸气时稍稍给予胸廓压力。

鼻吸嘴呼，吸气2秒，呼气4~6秒。上方的手稍稍给予压力，吸气使肋骨横向扩张。躯干保持不动，不要挺腰，或耸肩，在吸气末端停留1~2秒。

呼气，注意控制呼气的速度缓慢而均匀，吐气，肋骨还原，收紧腰腹部肌肉，直至气体全部吐出后再进行第二次呼吸训练。

15~20次为一组，完成2~3组。

侧卧位单向呼吸训练

目标

15~20
次

×

2~3
组

动作注意点

- 整个训练过程中，全身处于一个较为舒适、放松的状态。
- 胸廓和骨盆在动作中保持不动，只有腰腹部的肌肉向中心收紧。

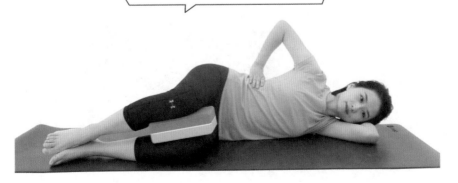

四足位呼吸训练

目标

15~20
次

×

2~3
组

起始动作

双手支撑于地面，肘关节不要弯曲，两个手掌之间的距离与肩同宽或稍宽于肩。下肢膝关节与髋屈曲90°保持稳定，收紧腹部，骨盆处于中立位，注意后背呈一条直线，腰部不要塌陷，不要撅屁股。

动作过程

鼻吸嘴呼，吸气2秒，呼气4~6秒。吸气准备，将你的腹腔想象成一个气球，吸气时腹部微微隆起，胸廓打开，在吸气末端停留1~2秒，然后用嘴巴呼气，想象用腰部和腹部向中心挤压气球，使气球慢慢收缩，直至气全部吐出后再进行第二次呼吸训练。

15~20次为一组，完成2~3组。

动作注意点

- 整个训练过程中，时刻控制下腰部肌肉，保持后背呈一条直线。

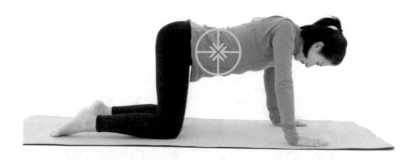

起始动作

　　上身保持直立，坐于椅子或瑞士球上，双手置于骨盆上缘，感知骨盆的位置。双腿分开与髋同宽，脚尖朝前。

动作过程

　　鼻吸嘴呼，吸气2秒，呼气4~6秒。吸气准备，将你的腹腔想象成一个气球，吸气时腹部微微隆起，胸廓打开，在吸气末端停留1~2秒，然后用嘴巴呼气，想象用腰部和腹部向中心挤压气球，使气球慢慢收缩，直至气全部吐出后再进行第二次呼吸训练。

　　15~20次为一组，完成2~3组。

坐位瑞士球呼吸

动作注意点

- 整个训练过程中，通过盆底肌的收紧、激活保持身体的稳定性，不要出现耸肩等代偿动作。

目标

15~20
次

×

2~3
组

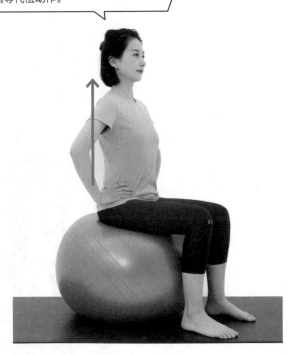

站立位呼吸训练

目标

15~20
次

×

2~3
组

起始动作

站立位，双脚自然开立与肩同宽，双手放置于胸廓两侧感受呼吸时的变化，目视前方。

动作过程

鼻吸嘴呼，吸气2秒，呼气4~6秒。吸气准备，将你的腹腔想象成一个气球，吸气时腹部微微隆起，双手感受肋骨下缘两侧对称、横向扩张，注意不要出现肋骨上移（吸气时不要收肚子）与耸肩。在吸气末端停留1~2秒，然后用嘴巴呼气，想象用腰部和腹部向中心挤压气球，使气球慢慢收缩，直至气全部吐出后再进行第二次呼吸训练。

15~20次为一组，完成2~3组。

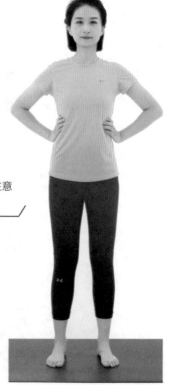

动作注意点

- 动作过程中应保持正确站姿。
- 在做动作时保持身体稳定，注意避免代偿动作的产生。

4.2.4 唤醒自己体内的小宇宙——核心训练

完成了前面几个步骤的训练，需要进入强化阶段——核心训练。下面展示的几个动作有一定的难度，建议妈妈们每周安排3~5天，每天花20分钟左右的时间练习下面4个动作。坚持2~4周，你会惊喜地发现自己的身体在发生变化。

起始动作

仰卧位，双手放在体侧，掌心朝下，双腿屈髋屈膝，身体处于中立位。

动作过程

吸气准备，想象腹部中间有一个球，呼气时首先将腹部收紧，想象用腰腹力量把球向球心挤压，感受腹部发力。头部慢慢卷起直至肩部离开瑜伽垫，双眼注视膝盖，双手微微抬起与地面平行，掌心朝下。可以根据自己的能力调整抬起的高度。

想象手下有一个球，吸气时有节奏地上下拍打5次，呼气时有节奏地上下拍打5次，并保持腹部收紧和躯干稳定，以上动作为一组，完成一组。

百次拍打

——————

目标

10

次

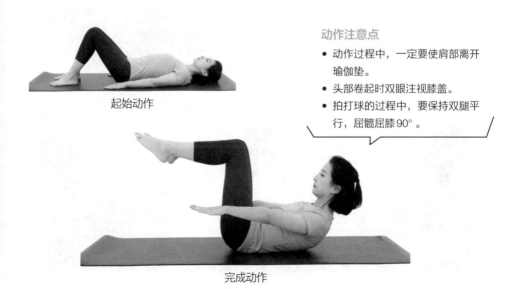

起始动作

完成动作

动作注意点

- 动作过程中，一定要使肩部离开瑜伽垫。
- 头部卷起时双眼注视膝盖。
- 拍打球的过程中，要保持双腿平行，屈髋屈膝90°。

强化侧身翻转

目标

6~8
次

×

1~2
组

起始动作

仰卧位，屈膝双腿并拢抬起，双手打开呈"V"型，掌心朝下。

动作过程

吸气准备，呼气时首先将腹部收紧，感受腹部发力。大腿内侧、足内侧夹紧，呼气时骨盆最先转动，带动腿转动，转向一侧，双膝保持齐平。

再次吸气，腹肌收紧；而后呼气，由胸椎带动骨盆，将身体慢慢还原。下一次呼吸时再转向对侧。

以上动作为一次，6~8次为一组，完成1~2组。

动作注意点

- 动作过程中，保持腹部收紧、大腿内侧、足内侧持续夹紧。
- 动作过程中，肩部始终贴紧地面。
- 呼气时，由骨盆带动腿进行旋转，脊柱逐节离开地面；还原时胸椎逐节带动骨盆回到原位。

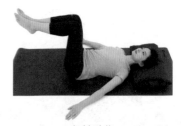

起始动作

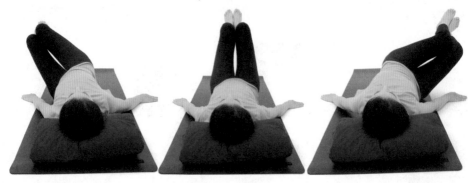

136

仰卧单腿画圈

起始动作

仰卧位，膝盖、脚背完全伸直，双腿呈一条直线，双臂置于体侧，掌心朝下。一侧腿抬起，脚尖指向天花板，腿往脚尖方向延伸，另一侧腿保持笔直并向下压。

动作过程

吸气准备，呼气时先将腹部收紧，感受腹部发力。抬起的一侧腿进行画圈动作，保持腿往脚尖方向延伸。仅下肢移动，躯干保持稳定。

再次吸气，腹肌收紧，随后边呼气边反向画圈。以上动作为一次，8~15次为一组，完成1~2组。换另一侧进行同样的动作。

目标

8~15
次

×

1~2
组

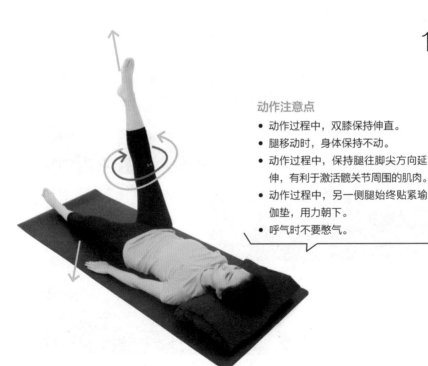

动作注意点

- 动作过程中，双膝保持伸直。
- 腿移动时，身体保持不动。
- 动作过程中，保持腿往脚尖方向延伸，有利于激活髋关节周围的肌肉。
- 动作过程中，另一侧腿始终贴紧瑜伽垫，用力朝下。
- 呼气时不要憋气。

侧卧腿部前后摆动

起始动作

侧卧位，头部枕于下方手上或靠垫上，骨盆垂直于地面，双腿伸直稍稍在骨盆前方。吸气准备，呼气时上方的腿抬高到与地面平行，保持膝盖和脚尖完全伸直。

动作过程

吸气准备，呼气时将腹部收紧，感受腹部发力。在保持骨盆稳定的前提下，边呼气边将抬高的腿水平向前摆动。

再次吸气，呼气时腹肌收紧，在保持骨盆稳定的前提下将抬高的腿水平向后伸展。慢慢还原到初始位置。

以上动作为一次，8~15次为一组，完成1~2组。

目标

8~15
次

×

1~2
组

动作注意点

- 始终保持头部、肩膀和髋部在同一条直线上，想象在你的肩膀和髋上方有一杯咖啡，不让它溅出来。
- 动作过程中颈部、腰部不要用力，保持核心和臀部的收缩，避免摇晃。
- 动作过程中，活动幅度不可过大，在骨盆保持稳定不动的前提下，逐渐增加腿摆动的幅度。
- 呼气时收紧腹部，骨盆和胸廓的位置不变，仅仅是腹部肌肉向中心收紧。
- 抬高的腿保持水平运动，膝盖脚尖均完全伸直。

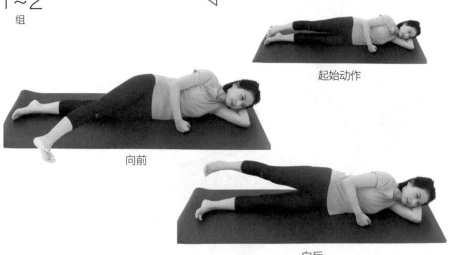

起始动作

向前

向后

4.3 适合的有氧运动——让自己元气满满

这个阶段除了恢复理想的体态，我们还需要逐渐恢复有氧运动，让自己回到元气满满的状态。低等、中等强度运动不会妨碍母乳喂养，并且对于妈妈恢复理想的体重有益。

一旦经产后检查确认运动不会带来风险，就可以开始逐渐恢复运动。通常建议顺产的妈妈在产后4~6周之后开始恢复运动，剖宫产的妈妈在产后8~10周之后开始恢复运动。如果有产后并发症或前面提到的产后盆底功能障碍，则应该严格遵医嘱，先进行临床治疗，等到功能障碍消除后再开展有氧运动，而不要为了减肥盲目地开展跑跳运动。

推荐的产后运动量与健康成人的运动量一致，即每周累计进行至少150min中等强度有氧运动或至少75min较大强度有氧运动。大家可以选择自己喜欢的运动，快走、慢跑、跳操、骑行等都是很好的选择。

需要强调的是运动强度很关键，建议将运动强度保持在中低强度。中等强度运动让你感觉心率有所增加，有些微微气喘。有一个非常实用的主观判断运动强度的方法——"运动聊天法"。通过"运动聊天法"，你可以很好地了解自己的中等强度是多大。一边运动一边与同伴聊天，中等强度下你可以顺畅聊天，如果上气不接下气，就说明强度大了。

另外需要告诉大家的是，在产后的早期阶段可能出现典型的低体适能状态，即常见的气虚气短，运动能力明显不足，这是非常正常的生理状态。所以妈妈们不要心急，应该循序渐进地增加运动的强度，直至达到怀孕前的状态。如果有的妈妈原先就没有有氧运动的习惯，产后才开始有氧运动，那就需要给自己更多的耐心。

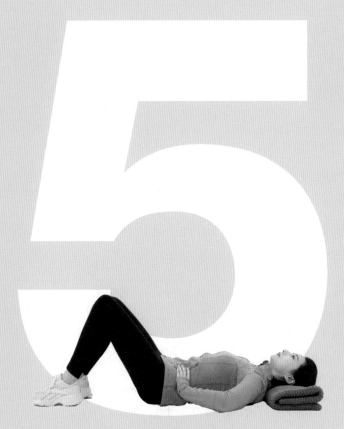

第 5 章

再上一个台阶，华丽回归

　　妈妈们为了以一个健康、活力、有型的状态华丽回归，在这个阶段可以为自己设立一个塑造完美体形的目标。

　　在这里需要提醒妈妈们的是，产后康复就像在搭建一栋大楼，首先要搭建坚实的地基，即恢复基本的身体功能，包括恢复盆底肌功能、腹部功能以及拥有良好的骨盆位置与身体排列。然后才能向上搭建大楼，也就是减脂、塑形，恢复完美身材。本章的部分动作必须在解决身体功能障碍之后再来练习，切忌一开始就进行本章的练习。

5.1 良好的体形——适宜的BMI指数，腰围、臀围之比，体脂率

5.1.1 BMI指数

身体质量指数又称BMI指数或简称体重指数，是常用的衡量人体胖瘦程度的标准。

计算公式为：BMI＝体重（kg）/［身高（m）］^{2}。

我国身体质量指数标准：

身体质量指数（BMI）＞18.5	低于正常体重
身体质量指数（BMI）≥18.5 以及＜23.9	正常体重
身体质量指数（BMI）≥24	超重
身体质量指数（BMI）≥24 以及＜27.9	偏胖
身体质量指数（BMI）≥28	肥胖

例如：一人身高173cm，体重76kg，则他的BMI为76/1.73^2＝25.39，属于偏胖。

5.1.2 腰围、臀围之比

腰围也是衡量肥胖程度的一个指标。腹部肥胖是指脂肪过多堆积在腹部形成肥胖，也叫向心性肥胖（中心性肥胖），这是最容易危害健康的一种肥胖。

WC（腰围）≥85cm的男性以及WC≥80cm的女性，均属于向心性肥胖。向心性肥胖不但影响身材美观，也会增加患心血管疾病的风险。

腰臀比是腰围和臀围的比值（图5.1）。

标准腰臀比：男性≤0.9，女性≤0.8。

亚洲男性平均腰臀比为0.81，亚洲女性平均腰臀比为0.73。腰臀比过大，增加了向心性肥胖的风险。

在呼气末期开始测量腰围，用皮尺水平绕肚脐一周。皮尺应紧贴软组织，但不压迫软组织，测量值精确到0.1cm。臀围为经臀部最突起部位绕臀一周测得的身体水平周径。

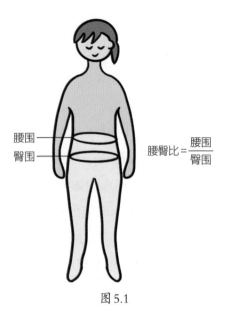

腰围

臀围

$$腰臀比 = \frac{腰围}{臀围}$$

图 5.1

5.1.3 体脂率

体脂率是指身体的脂肪占比，也是界定肥胖的标准之一[1]。

体脂率有两种计算方法。一种方法需要用到BMI和年龄信息。

计算公式[2]：

$$体脂率 = 1.2 \times BMI + 0.23 \times 年龄 - 5.4 - 10.8 \times 性别$$
$$（男性为1，女性为0）$$

另一种体脂率算法如下：

- 成年女性

参数 a = 腰围（cm）×0.74

参数 b = 体重（kg）×0.082+34.89

体脂肪总重量（kg）= $a-b$

体脂率 =（体脂肪总重量÷体重）×100%

[1] THE WORLD HEALTH ORGANIZATION.Obesity: preventing and managing the globalepidemic. Report of a WHO consultation[J]. World Health Organization technical report series, 2000: 894.

[2] 中国肥胖问题工作组数据汇总分析协作组 . 我国成人体重指数和腰围对相关疾病危险因素异常的预测价值：适宜体重指数和腰围切点的研究[J]. 中华流行病学杂志, 2002, 23(01): 10-15.

• 成年男性

参数a=腰围（cm）×0.74

参数b=体重（kg）×0.082+44.74

体脂肪总重量（kg）=$a-b$

体脂率=（体脂肪总重量÷体重）×100%

男性和女性由于性别和身体构造的差异，正常标准的体脂率差距较大。成年人的体脂率正常范围分别是女性20%~25%，男性15%~18%。体脂率应维持在这个正常的范围内才能保证身体的健康。若体脂率过高，或者体重超过正常值的20%以上就可视为肥胖[3]。大家可以用上面任意一种方法来计算体脂率，看看自己的体脂率是否在标准范围内。

测量身体质量指数和体脂率的最佳时间是早晨，此时结束了充足的睡眠（7~8小时），体重和腰围等的测量数据是最准确的。

5.1.4 有氧运动方案建议

规律的有氧运动方案

FITT是指频度（Frequency）、强度（Intensity）、时间（Time）和类型（Type）。根据FITT原则，具体有氧运动方案建议如下。

F：3~5次/周。

I：最大心率的60%~80%，最大心率（次/分）=220-年龄。

T：初始锻炼者持续运动30min左右、经常锻炼者持续运动40~60min以上。

T：慢跑、快走、骑脚踏车、健美操、游泳。

---

[3] COX J L, HOLDEN J M, SAGOVSKY R. Detection of postnatal depression. Development of the 10-item Edinburgh Postnatal Depression Scale[J]. Br J Psychiatry, 1987, 150: 782-786.

5.2　完美身形的功能训练动作及方案

根据妈妈们不同的身材需求，这部分内容提供了针对肩颈、腰腹、臀部、腿部的高效塑形方案。每个方案都有初级动作和进阶动作，建议大家先从初级动作开始练习，再逐步尝试练习进阶动作。

5.2.1　天鹅颈和直角肩

起始动作

坐姿（可坐在椅子上或瑜伽垫上），保持身体挺直，右手自然垂直向下，左手肘弯曲上抬，左手放在右耳侧。

动作过程

吸气准备，呼气时左手缓慢向左用力使头部向左倾斜靠近左肩，直至肌肉有拉伸感，慢慢将头转向天花板，直至肩颈肌肉有明显拉伸感。保持30秒，随后将头转向地板，保持30秒，进行均匀的呼吸，保持这个体位可以感受到右颈部肌肉拉伸的酸胀感。

再次吸气，呼气时还原，进行对侧动作。每侧完成3次为一组，完成一组，感受拉伸后颈部肌肉的放松感。

肩颈肌肉拉伸

初级动作

第一步

目标

3
次

动作注意点
- 不要过度追求动作的幅度，适合自身的幅度才是最好的。
- 保持动作过程中，避免含胸驼背。

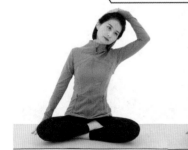
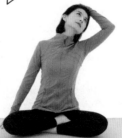
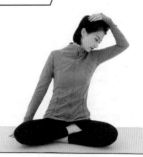

向一侧转　　　　　　向上转　　　　　　向下转

半程死虫

起始动作

仰卧位，手臂伸直举起，与地面呈90°。屈膝，大腿与地面垂直。手臂向天花板延伸，想象有人拉着你的手。

动作过程

吸气，保持手臂的延伸感，一侧手臂向下放贴近头部，呼气，还原。

双臂左右交替落下为一次，每组8~12次，完成3组。

目标

8~12
次

×

3
组

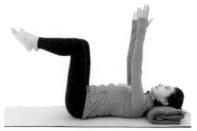
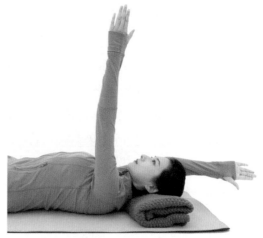

起始动作

动作注意点

- 腰部始终放松，不应出现紧绷或疼痛感。
- 保持大腿与地面垂直。
- 手臂始终保持发力。
- 始终保持肩部和手掌放松，肩胛骨下沉，动作连贯、流畅。

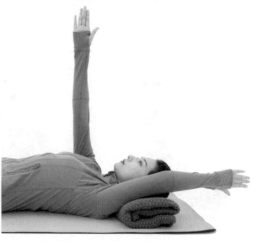

起始动作

　　坐位，身体处于正中位。双手十指交叉放在后脑勺，眼睛看向前方的一个定点。

动作过程

　　吸气准备，呼气时双手轻轻向前施加一定的力量，头部持续用力向后对抗。手和头部反向用力相互对抗，颈部周围的肌肉发力。眼睛持续注视前方的一个定点。

　　持续15~30秒为一组，完成2~3组。

坐姿颈部强化

目标

15~30
秒

×

2~3
组

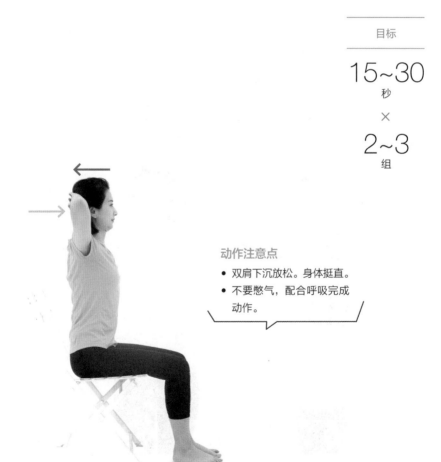

动作注意点

- 双肩下沉放松。身体挺直。
- 不要憋气，配合呼吸完成动作。

靠墙手臂滑动

进阶动作

起始动作

站立位，背部靠墙，后脑勺、背部、臀部、脚后跟紧贴墙面，双臂上举，尽可能靠近耳朵，沉肩。

动作过程

屈肘，肘关节慢慢向下拉至肘关节屈曲90°，感受肩胛骨的运动和肩部肌肉的发力。

8~12次为一组，完成2~3组。

目标

8~12
次

×

2~3
组

动作注意点

● 动作过程中沉肩，尽可能不要耸肩。

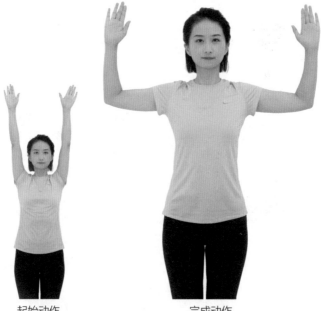

起始动作　　　　　　　　完成动作

起始动作

俯卧位，双脚分开与髋同宽，手臂屈肘90°，肩关节外展90°贴于地面。

动作过程

吸气准备，呼气时收紧腹部，手肘上抬，手掌完全离地，带动胸部稍稍抬离垫面。吸气时腹部收紧，呼气时手掌、手肘和胸部有控制地落下。感受肩部周围肌肉和手臂肌肉用力。

8~12次为一组，完成2~3组。

稻草人

目标

8~12
次

×

2~3
组

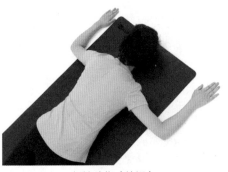

起始动作（俯视）

动作注意点

• 手肘抬起时边呼气边保持腹部收紧，注意不要憋气。

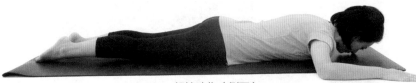

起始动作（侧面）

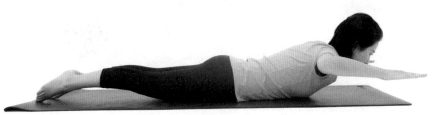

完成动作

149

胸部抬起

目标

8~10
次

×

2~3
组

起始动作

俯卧位，想象头顶有根线使脖颈延伸，双手置于双肩外侧给予身体支撑。

动作过程

吸气准备，想象腹部中间有一个球，呼气时将腹部收紧，想象用腰腹力量把球向球心挤压，感受腹部发力。保持腹部收紧，胸椎伸展带动上身抬起，只要胸骨离开垫子即可，上身不需要抬太高。

动作过程应始终保持腹部收紧，腰部没有明显的发力感。脖颈放松。上身越往上抬，腹部越收紧。如果刚开始做动作时腰部发力明显，可降低抬起高度。

再次吸气准备，呼气，腹肌收紧，随后边呼气边将身体慢慢还原。8~10次为一组，完成2~3组。

动作注意点

- 动作过程中，膝盖始终保持伸直。
- 呼气之初，收紧腹部时骨盆和胸廓的位置不变。
- 刚开始练习时，可以通过两次呼吸来完成胸部上抬，随着能力的增强，逐渐实现通过一次呼吸完成胸椎上抬。
- 避免上身抬起过高，给腰部较大挤压。
- 避免颈椎伸展过度。

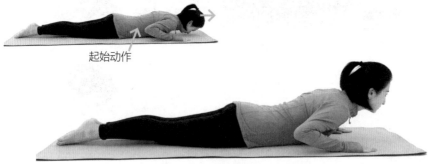

起始动作

完成动作

起始动作

　　跪撑位，膝关节在髋关节正下方，两腿分开与髋关节同宽，双手在双肩正下方撑地，与肩同宽，肘关节放松。眼睛看地面，头部、颈部和背部伸展，脊柱和骨盆位于中立位。

动作过程

　　想象自己有一条尾巴，脊柱中有一根线穿过，分别在头顶和"尾巴"处向外拉长脊柱。

　　吸气，伸展整个脊柱，抬头，翘"尾巴"，向上伸展颈部，伸展整个脊柱。腹部向下靠近地板。

　　呼气，低头，拱起背部和腰部，背部尽可能向天花板延伸，形成弓形。

　　重复8~10次为一组，完成一组，感受背部、颈部肌肉伸展后的放松感。

猫式伸展

初级动作

第一步

目标

8~10
次

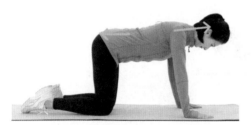

起始动作

动作注意点

- 动作要慢而有控制，保持好身体的平衡，避免挤压颈椎、腰椎。
- 大腿和手臂尽可能垂直于地面。

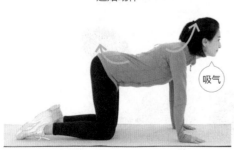

吸气

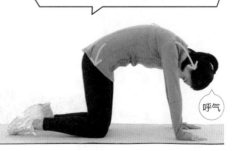

呼气

天鹅伸展

目标

6~10 次

×

2~3 组

起始动作

俯卧位，肘关节弯曲，手掌靠近肩部。如果肩部活动度不够，手可以往外放。双腿分开与髋同宽，双腿伸直，耻骨始终轻轻贴地，髂前上棘（小腹两侧可触及的最突起的骨头）离开地面，膝关节离开地面，臀部放松，骨盆在正中位，双眼直视正下方，头向前伸。

动作过程

呼气准备，腹部收紧，骨盆保持原有位置。吸气时想象用鼻尖推玻璃球，双眼顺势往前看，肘向后拉带动脊柱逐节伸展，直到伸展至与下肋骨水平的位置。呼气，脊柱逐节落下，返回起始动作。

再次吸气，脊柱从颈椎开始逐节伸展，手臂伸直，保持肋骨与骨盆的连接，感受到腹部的核心肌肉在用力收缩，大腿发力，保持腿后侧肌群持续收缩用力，腰椎没有向后弯曲。呼气分节落下恢复起始动作。6~10次为一组，完成2~3组。

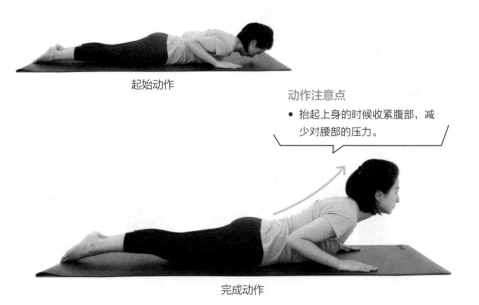

起始动作

动作注意点
- 抬起上身的时候收紧腹部，减少对腰部的压力。

完成动作

起始动作

　　坐位，盘腿（或双腿伸直），上身挺直，保持头顶、脊柱和骨盆在一条线上，双手打开像抱着一个大球，双腿分开与髋同宽。如果坐不直，可在臀部下方垫瑜伽砖或书本（厚度不变的坚硬物品）。

动作过程

　　吸气准备，想象腹部内部有一个气球，呼气时将腹部收紧，仿佛要将球进一步向内收，感受腹部发力。

　　随后呼气，上身缓缓向左转，直至活动范围末端，保持2~3次深呼吸。双手位置和高度保持不变。吸气，上身回正。换对侧重复动作。

　　可以变换呼吸与动作模式，即吸气，上身旋转，呼气，上身回正。6次为一组，完成2~3组。

坐姿脊柱旋转

目标

6
次

×

2~3
组

动作注意点

- 腹直肌分离未恢复者忌做。
- 不要含胸驼背，脊柱保持直立，头部保持向上延伸。
- 旋转上身时节奏匀速缓慢，不要快速转动。

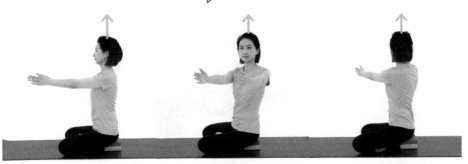

起始动作　　　　　　　左侧　　　　　　　右侧

第二步

坐位TYW
进阶动作

目标

6~8
次

×

2~3
组

起始动作

坐在椅子上，稍稍靠前坐，两脚分开与髋关节同宽，上身挺直，脊柱伸展，颈部向上延伸，微微俯身前倾，腹部稍收紧。

动作过程

沉肩，双手侧平举，呈"T"形，四指并拢握拳，伸出拇指指向后方，在这个位置下保持躯干姿势不变、腹部收紧。吸气准备，呼气时小幅度匀速地向后伸手臂，感受两侧肩胛骨靠近和背部肌肉的发力感。

保持沉肩，手臂上举呈"Y"形，背部有明显的发热和发酸的感觉。

保持沉肩，屈肘，手臂呈"W"形。回到起始位置，重复动作6~8次。做完背部会有明显的发热和发酸的感觉。6~8次为一组，完成2~3组。

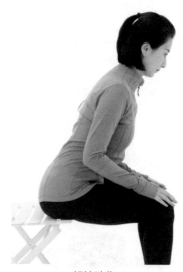

起始动作

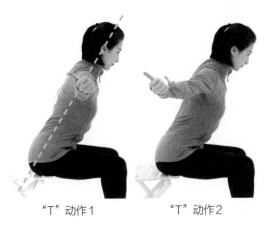

"T"动作1　　　"T"动作2

动作注意点

- 不要憋气。
- 匀速进行动作，不要快速拉扯肩部肌肉。
- 动作幅度不需要过大，双臂不可过多靠前，向后小幅度伸展。

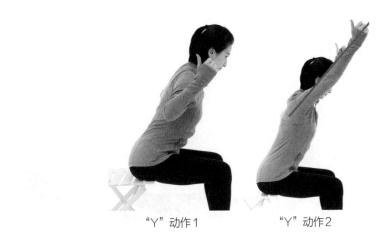

"Y"动作1　　　"Y"动作2

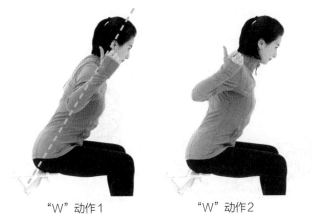

"W"动作1　　　"W"动作2

飞镖

目标

8~12
次

×

2~3
组

起始动作

俯卧位，脊柱、骨盆处于中立位，脸平行于地面，目视正下方，前额下方可放毛巾或靠垫，双臂伸直放在身体两侧，手掌朝上，双腿平行，伸直膝盖，绷直腿部。

动作过程

吸气准备，呼气时手臂保持伸直并向后抬，感受肩胛骨向中间收紧的感觉，胸骨抬离地面，双腿向上抬起，向后延伸。吸气落回垫上。8~12次为一组，完成2~3组。

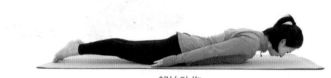

起始动作

动作注意点

- 配合呼吸完成动作，不要憋气。
- 上身不用抬起过高，如腰部有不适感则停止动作。

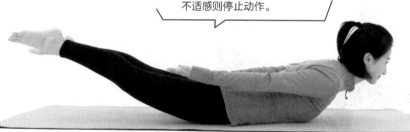

完成动作

游泳式

起始动作

俯卧，双手伸直举过头顶，掌心向下，肩部放松，颈部后侧伸展，脸与地面平行，眼睛看着地面。微微收紧腹部，保持脊柱和骨盆中立位，伸直双腿，双脚分开与髋同宽，脚背触地。

动作过程

吸气准备，呼气，收紧腹部，同时抬起左手和右腿，手指和脚尖都向远端延伸，手臂和腿部保持伸直。

吸气，有控制地放下手臂和腿部。再次呼气时抬对侧手和腿。重复进行动作。8~12次为一组，完成3组。

目标

8~12
次

×

3
组

动作注意点

* 腹直肌分离未恢复者忌做。
* 抬起手臂和腿部时，不要憋气，做动作时边呼气边腹部发力。
* 手指和脚尖在抬起过程中保持延展。

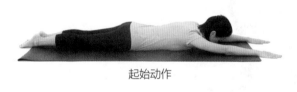

起始动作

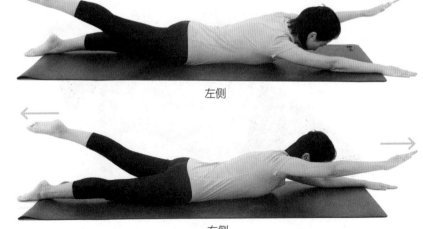

左侧

右侧

5.2.2 平坦小腹

单侧支撑

初级动作

起始动作

　　侧卧位，双腿伸直平行放置，屈膝，下侧腿贴地支撑。下侧手臂屈肘支撑，肘关节在肩关节的正下方，小臂向前。上方的手叉腰，脊柱、肋骨和骨盆保持好的排列顺序。

动作过程

　　先做一次呼吸，调整身体排列，腹部微微收紧，使骨盆和大腿在同一条直线上，避免肋骨外翻，肚子向前挺。

目标

30~60
秒
×
3
组

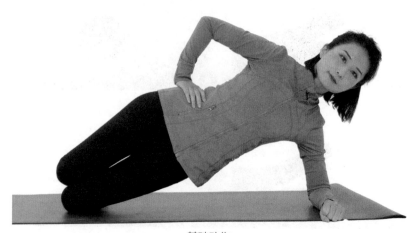

起始动作

基础动作

158

　　吸气准备，呼气，腹部用力，同时臀部向上抬起，手臂把身体整个撑起。身体一定要保持直线，腰部不要掉下去，腹部不要向前挺起。

　　如果可以完成得很好，尝试伸直上面的腿，或者伸直双侧腿，以增加难度。

　　保持30~60秒，换对侧进行同样的动作，以上动作为一组，根据自己的能力，可酌情增减时间。完成3组，换对侧进行动作。

动作注意点

- 腹直肌分离未恢复者忌做。
- 动作过程中，身体始终呈一条直线，臀部不能塌下去。
- 动作期间，保持脊柱挺拔和伸展，不要含胸驼背。
- 肘在肩的正下方，避免支撑手掌过度向前，远离肩部。

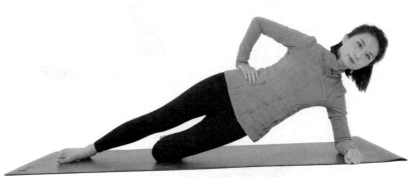

进阶动作1

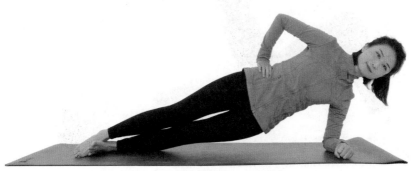

进阶动作2

蜻蜓点水

目标

8~12
次

×

2~3
组

起始动作

仰卧位，将泡沫轴或枕头放在臀部下方，抬起双腿和臀部，注意臀部不可抬得过高。双腿分开与髋同宽，脚尖正向尾端。屈膝屈髋，绷脚背，使小腿与大腿、大腿与躯干均呈90°，身体摆在正中的位置，双手叉腰。

动作过程

吸气准备，保持骨盆稳定，呼气，收紧腹部，同时左腿有控制地下落，保持膝关节弯曲的角度，足尖点地即可。

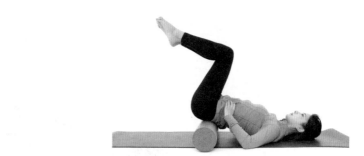

起始动作

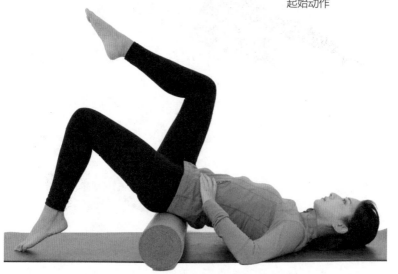

左腿下落

再次吸气，呼气，收紧腹部，同时左腿有控制地还原，再换右腿进行练习，两腿交替。

如果以上动作可轻松完成，请尝试进阶姿势。呼气时双腿同时有控制地下落，保持膝关节弯曲的角度至双脚踩地，如果感觉腰椎的压力较大，双脚可以不用完全踩地，足尖点地即可。

完成以上动作为一次，8~12次为一组，完成2~3组。

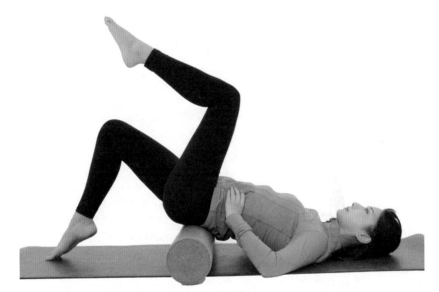

右腿下落

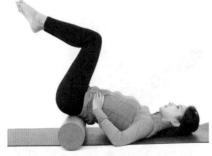

进阶姿势1

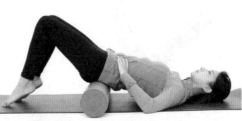

进阶姿势2

仰卧剪刀腿

起始动作

仰卧位，在臀部下方放泡沫轴或枕头，双膝伸直，双腿与地面垂直。身体摆在正中位置，双手叉腰。

动作过程

吸气准备，保持骨盆稳定，在双腿伸直的情况下，呼气，收紧腹部，同时一条腿有控制地往下放。由于臀后有支撑，因此腿不用完全落至地面，接近地面即可。

再次吸气准备，呼气时收紧腹部，换另一条腿有控制地往下放。如果感觉控制不错，可以适当加快速度。左右交替为一次，8~12次为一组，完成2~3组。

目标

8~12
次

×

2~3
组

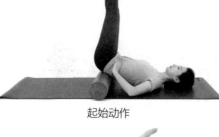

起始动作

动作注意点

- 腹直肌分离未恢复者忌做。
- 动作过程中，腹部要保持收紧，以维持骨盆的稳定。
- 这个动作需要用腹部的力量带动腿部的移动。

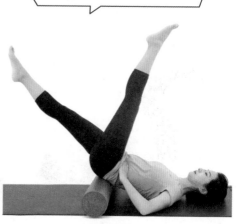

左侧　　　　　　　　　　右侧

起始动作

仰卧位，双手放在体侧，掌心朝下，双腿屈髋屈膝，身体摆正。

动作过程

吸气准备，想象腹部中间有一个球，呼气时首先将腹部收紧，想象用腰腹力量把球向球心挤压，感受腹部发力。头部慢慢卷起直至肩部离开瑜伽垫，双眼看着膝盖，双手微微抬起与地面平行，掌心朝下。可以根据自己的能力调整双手抬起的高度。

想象手下有一个球，吸气时有节奏地上下拍打五次，呼气时有节奏地上下拍打5次，并保持腹部收紧和躯干稳定，以上动作为一组，完成一组。

百次拍打

第二步

进阶动作

目标

10
次

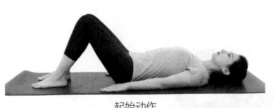

起始动作

动作注意点

* 腹直肌分离未恢复者忌做。
* 动作准备中，肩部一定要离开瑜伽垫。
* 拍打的过程中，要保持双腿呈书桌位（屈髋屈膝90°）。

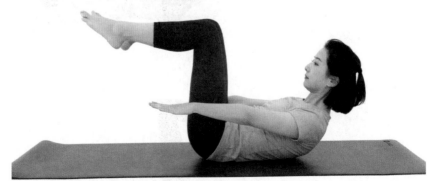

完成动作

死虫式

目标

6~8
次

×

2~3
组

起始动作

仰卧位，手臂伸直举起，与地面呈90°。屈膝，大腿与地面垂直。手臂向天花板延伸，想象有人拉着你的手。

动作过程

吸气准备，保持手臂的延伸感，呼气，收紧腹部，保持骨盆不动，一侧手臂向下落靠近头部，对侧腿伸直慢慢靠近瑜伽垫。再次吸气准备，呼气，收紧腹部，保持骨盆位置不变，回到起始位置，换对侧进行同样的动作。

配合呼吸，每侧重复6~8次为一组，完成2~3组。

动作注意点

- 动作过程中骨盆不要移动，特别是脚接触瑜伽垫时，骨盆一侧不要高于另一侧。
- 不要憋气，配合呼吸完成动作。
- 动作过程中出现任何弹响或身体不适，立即停止动作。

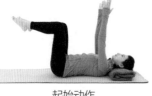

起始动作

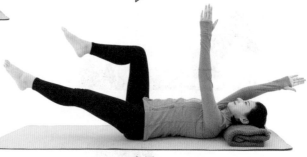

左侧

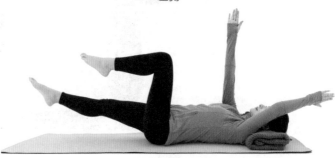

右侧

起始动作

仰卧位，双腿屈髋屈膝90°，小腿平行于地面，双膝间留一拳宽，脚尖正向尾端，双脚内侧贴紧，身体摆在正中的位置。双手交叉放在头后。将头枕在手掌上，手肘在耳朵后方。

动作过程

吸气准备，感受腹部发力，呼气，进一步收紧腹部，慢慢将胸部抬起后，背部离地。

在这个体位下，再次吸气准备，呼气，进一步收紧腹部，胸部和头部旋转往左侧。随后同样的发力方式转向对侧。

如果以上动作可以轻松完成，可进行进阶动作。转向左侧时，左侧腿稍拉向胸部，右侧腿同时有控制地伸直靠近地面。动作中，保持髋部的稳定。换对侧重复动作。每侧完成8~12次为一组，完成2~3组。

书桌位胸部抬起旋转

目标

8~12
次

×

2~3
组

动作注意点

- 腹直肌分离未恢复者忌做。
- 要在胸部抬起后再旋转，动作过程中要保持腹部的时刻收紧和背部离地。
- 脊柱要充分地延展和旋转，肘部不可以触地。

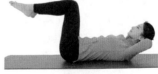

起始动作

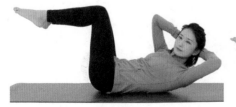

转动动作

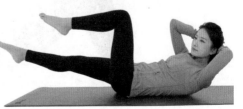

进阶动作

5.2.3　蜜桃臀

第一步

基础臀桥

初级动作

目标

8~15
组

起始动作

　　仰卧位。屈膝屈髋，两腿分开与髋同宽，双脚平放在地面上，双手叉腰，维持骨盆稳定。

动作过程

　　吸气准备，呼气，腹部收紧，足底向后推地，感受到腿部后侧肌肉用力。

　　保持以上部位用力，吸气，再次呼气时将躯干和骨盆同时向天花板抬起直至躯干、骨盆、大腿呈一条直线，在此体位保持3~5次呼吸。

　　吸气，脊柱逐节放下（想象自己的脊柱是一串珍珠项链，放下脊柱的过程就是把珍珠项链放在桌面的感觉）。以上动作为一组，完成8~15组。

动作注意点

- 正确的感觉是腹部、臀部、大腿后部、小腿后部有强力的肌肉收缩的感觉，而腰部是放松的。
- 躯干只抬起、放下，而不前后平移。
- 双膝之间可以夹一个球。
- 骨盆在中间位置，不要歪斜。
- 始终保持足内侧推地以及双膝夹紧的感觉，保证整个下肢都在用力。

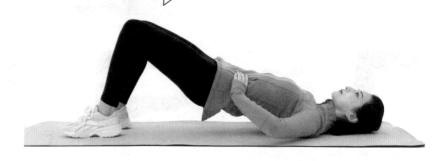

起始动作

侧卧位，双腿重叠，屈髋屈膝，大腿和身体呈120°，小腿和大腿呈90°。保持头部、脊柱、骨盆在一条线上，脚跟与臀部对齐，绷脚尖。下侧手屈肘枕在头上，上面的手叉腰。膝关节上方大腿部位绑适合重量的弹力带。

动作过程

吸气准备，腹部收紧，吐气保持骨盆稳定，臀部发力，上侧腿撑开弹力带，双腿打开约45°，过程中始终保持两脚内侧靠在一起。动作过程缓慢而有控制。

在到动作终点时稍作停留，进行2~3秒的呼吸。再次吸气，腿有控制地还原。动作过程中会感受到臀部肌肉的明显收缩感和酸胀感。

重复8~15次为一组，完成3组。

弹力带蚌式

目标

8~15
次

×

3
组

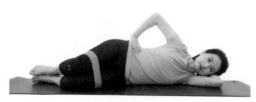

起始动作

动作注意点

- 运动中，始终保持臀部发力，打开角度不要过大，保持骨盆不动，髋部不要外翻，身体不往后仰。
- 腰部保持良好的位置，避免往前过多挺出。

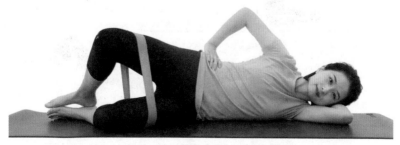

打开动作

四足伸展

目标

8~15
次

×

2~3
组

起始动作

呈四足式姿势，双手伸直在双肩的正下方，与肩同宽，手掌向前撑地。膝盖在髋部下方，髋部与膝盖大约呈90°，两腿分开与髋同宽，骨盆与脊柱处在中立位上，头与脊柱向前延伸，眼睛看向前方地面。

动作过程

吸气准备，保持腹部收紧，呼气时左臂向前伸直，右腿的脚尖贴地向正后方滑动，抬起后向远伸，此时一侧髋部伸展，保持肩部、脊柱与髋部稳定。腿抬离到与地面平行即可，在这个位置保持住，控制核心，进行2次的呼吸。

吸气，手臂、腿缓慢有控制地落下还原。

单侧完成后换对侧交替练习。每侧完成8~15次为一组，完成2~3组。

如果可以轻松完成动作，可以在脚踝处套弹力带以加大阻力。

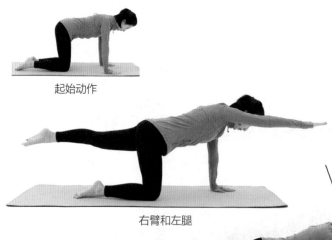

起始动作

右臂和左腿

动作注意点

* 避免腿抬得太高而造成骨盆倾斜和塌腰。
* 避免腿部伸展时，偏离身体正中线。
* 撑地手臂的肘关节不要过伸，可以将五指张开，稍稍往外旋转。

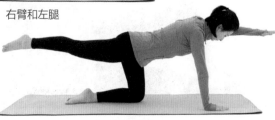

左臂和右腿

起始动作

　　侧卧位，骨盆垂直于地面，双腿伸直，双脚在骨盆前下方，脚尖绷直。吸气准备，呼气时上方的腿伸直，抬高到与地面平行，保持膝盖和脚尖完全伸直。

动作过程

　　吸气准备，呼气时将腹部收紧，感受腹部发力。在保持骨盆稳定的前提下，边呼气边抬高足尖小幅度画圈，顺时针画4~6圈，再逆时针画4~6圈，完成两个方向的转动为一组，完成2~3组。具体圈数可以根据自己的能力酌情增减。

　　画圈时应以髋关节为中心点，如果腿随意移动会大大减小训练效果。动作过程匀速有控制，可感受到臀部肌肉明显发力。

侧卧腿画圈

进阶动作

第二步

目标

2~3
组

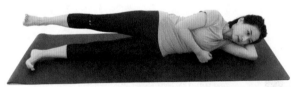

起始动作

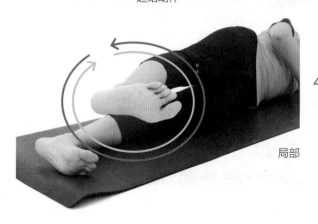

局部

动作注意点

- 始终保持头部、肩膀和髋部在同一条直线上，想象在你的肩膀和髋上方有一杯咖啡，不让它溅出来。

- 动作过程中颈部、腰部不要用力，保持核心和臀部肌肉的收缩，避免摇晃。

- 动作过程中，活动幅度不可过大，在保持骨盆稳定的前提下，逐渐增加幅度。

- 呼气时，收紧腹部，骨盆和胸廓的位置不变，腹部肌肉向中心收紧。

进阶臀桥

目标

8~15
组

此动作为基础臀桥的变式。

起始动作

仰卧位。将弹力带套在大腿上，屈膝屈髋，两腿分开与髋同宽，双脚平放在地面上，双手掌心向上，放在身体两侧，协助身体维持骨盆稳定。

动作过程

吸气准备，呼气，腹部收紧，足底向后推地，感受到腿部后侧肌肉用力。

保持以上部位用力，吸气，再次呼气时躯干和骨盆同时向天花板抬起，直至身体呈一条直线，在此体位上保持3~5次呼吸。

如果这个动作可以轻松完成，则可以进行进阶练习，在勾脚背的姿势下完成上述动作。

吸气，脊柱逐节放下（想象自己的脊柱是一串珍珠项链，放下脊柱的过程就是把珍珠项链放在桌面的感觉）。以上动作为1组，完成8~15组。

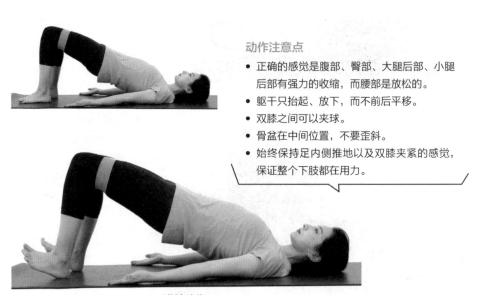

动作注意点

- 正确的感觉是腹部、臀部、大腿后部、小腿后部有强力的收缩，而腰部是放松的。
- 躯干只抬起、放下，而不前后平移。
- 双膝之间可以夹球。
- 骨盆在中间位置，不要歪斜。
- 始终保持足内侧推地以及双膝夹紧的感觉，保证整个下肢都在用力。

进阶动作

螃蟹步

起始动作

站立位，两脚分开与肩同宽，脚尖与膝盖都正向前方，微微收紧腹部，头颈部向上延伸，下颌微收，保持躯干挺直。吸气准备，呼气，收紧腹部，屈髋臀部向后坐（想象向后坐到椅子上的感觉），下蹲到自己能保持良好身体姿势的高度。

动作过程

吸气准备，呼气，收紧腹部，保持起始姿势，左腿向左侧移一小步，右腿跟上，两腿之间的距离始终维持初始距离（与肩同宽）。对侧动作要点相同。

向左移动4~6步，再向右移动4~6步。以上为1组，完成5~8组。

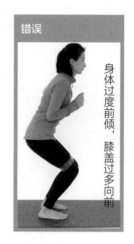

错误

身体过度前倾，膝盖过多向前

目标

5~8
组

动作注意点

- 两腿间距离保持不变，弹力带应始终保持绷紧，避免出现膝内扣的错误动作。
- 半蹲位时腹部与下肢始终发力，保持身体处在正确的位置，膝盖不应过多向前，身体保持直立。

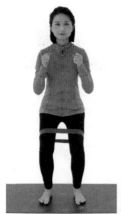

起始动作

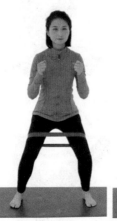

迈左腿

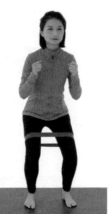

迈右腿

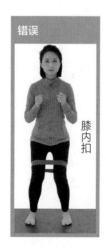

错误

膝内扣

5.2.4 女团腿

空中蹬自行车

初级动作

起始动作

仰卧位，屈髋屈膝，大腿垂直于地面，小腿与地面平行，大腿与地面垂直。大小腿之间的夹角呈90°，双手叉腰，身体处于正中位置。

动作过程

吸气准备，呼气，收紧腹部，两只腿交替在空中划完整的圈，像蹬自行车一样。蹬腿的过程中保持有节奏的呼吸，且腹部收紧。

先正向蹬12圈再反向蹬12圈为一组。完成3组。

目标

3
组

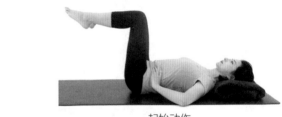

起始动作

动作注意点

• 动作过程中腹部应收紧，避免出现骨盆的晃动。
• 不要憋气。

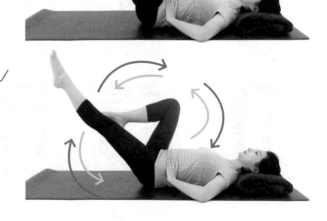

172

起始动作

站立位，在一面墙或椅子前，双腿分开与髋同宽，膝盖不要过伸。两只手伸直，扶在墙面上或椅子背面上。保持良好的站姿和调整身体排列，保持躯干挺拔，颈部向上延伸。

动作过程

吸气准备，呼气，收紧腹部，屈髋向后坐，让臀部找脚跟，缓慢下蹲至上身与髋部之间的夹角呈120°即可，同时轻轻抬起脚跟。

再次吸气准备，呼气，保持脚跟抬起，伸膝。在最高的位置保持2秒。

保持腿跟抬起，配合呼吸交替屈膝、伸膝。6～12次为一组，完成2～3组。

屈膝提踵

目标

6~12
次

×

2~3
组

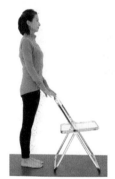

起始动作

动作注意点

- 两腿间距离保持不变，避免出现膝内扣的错误动作。
- 半蹲位保持腹部与下肢发力，保持身体处在正确的位置，膝盖不应过多向前，身体保持直立。

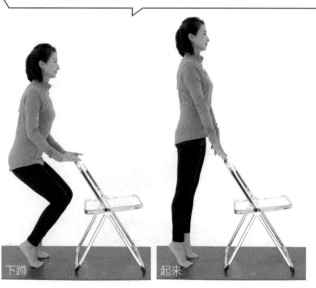

下蹲　　起来

侧卧开合腿

目标

8~12
次

×

2~3
组

起始动作

侧卧位，屈肘垫于头部下方，上方的手可以撑地以辅助身体保持平衡，双腿保持伸直。

动作过程

吸气准备，微微收紧腹部，抬起上方腿，勾脚背，想象脚后跟处有一面墙，脚后跟蹬向墙面，感受整条腿发力。呼气时保持骨盆不动，维持脚后跟蹬出感与腿部的发力感，上侧腿向上有控制地抬起，再有控制地放下（默数3秒）。8~12次为一组，完成2~3组。

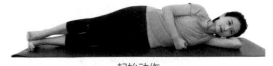

起始动作

动作注意点

- 腿部保持伸直，脚后跟应始终保持蹬出感。
- 收紧腹部，保持骨盆的稳定，避免抬腿时骨盆左右晃动。

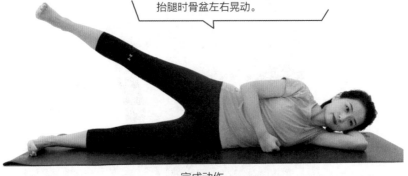

完成动作

仰卧单腿画圈

进阶动作

第二步

起始动作

仰卧位，绷脚尖，膝盖、脚背完全伸直，双腿呈一条直线，双手置于体侧，掌心朝下。一侧腿抬起，脚尖指向天花板，大腿往脚尖方向延伸，另一侧腿保持笔直并向下压。

动作过程

吸气准备，呼气时腹部收紧，感受腹部发力。抬起的一侧腿进行画圈动作，保持大腿的延伸感。仅下肢动，上身保持稳定。

再次吸气，腹肌收紧；随后边呼气边反向画圈。换另一侧进行同样的动作。完成以上动作为1次，8~15次为一组，完成1~2组。

目标

8~15
次

×

1~2
组

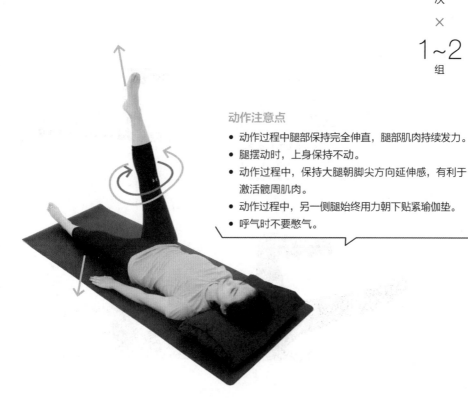

动作注意点

- 动作过程中腿部保持完全伸直，腿部肌肉持续发力。
- 腿摆动时，上身保持不动。
- 动作过程中，保持大腿朝脚尖方向延伸感，有利于激活髋周肌肉。
- 动作过程中，另一侧腿始终用力朝下贴紧瑜伽垫。
- 呼气时不要憋气。

强化死虫式

目标

——

6~8
次

×

2~3
组

起始动作

仰卧位，手臂伸直举起，与地面呈90°。手臂向天花板延伸，想象有人拉着你的手。两腿分开与髋关节同宽，屈膝屈髋，大腿与地面垂直。勾脚尖，弹力带挂在脚背处。

动作过程

吸气准备，保持手臂的延伸感，呼气，收紧腹部，保持骨盆不动，左腿伸直，抵抗弹力带阻力靠近地板，右腿保持不动。控制动作，避免猛然发力。换另一侧进行同样的动作，每侧完成6~8次为一组，完成2~3组。弹力带磅数与重复次数可以根据自身能力酌情调整。

动作注意点

- 动作过程中骨盆保持稳定，不产生多余动作，特别在脚接触地时骨盆一侧不要高于另一侧。
- 不要憋气，配合呼吸完成动作。
- 动作过程中出现任何弹响或身体不适，立即停止动作。

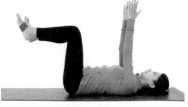

起始动作

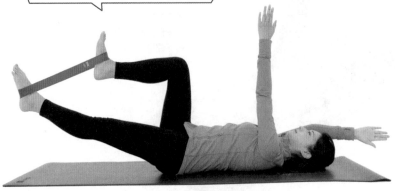

左腿

交替弓步

起始动作

站立位，两脚分开与髋关节同宽，脚尖、膝盖均正向前方。微微收紧腹部，头颈部向上延伸，下颌微收，双手叉腰，保持身姿挺拔。

动作过程

上身保持直立，抬左腿向前迈出一大步，屈膝屈髋，降低重心，并呈弓步姿势（后侧膝盖接近地面，前侧膝盖约呈90°）。

左脚蹬地发力，回到起始姿势，换右腿重复以上动作，双腿交替完成动作为1次，12~15次为一组，完成3~5组。

目标

12~15
次

×

3~5
组

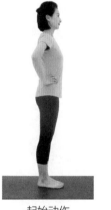

起始动作

动作注意点

- 动作过程中上身始终保持直立，避免向前迈腿时上身过度前倾。
- 后侧膝盖接近地面，但不触地。

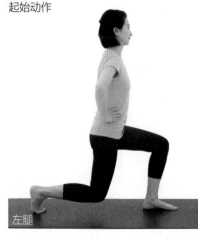

左腿

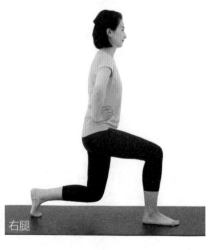

右腿

结束语

祝贺妈妈们完成了所有的练习，通过这些练习，相信妈妈们已经从内而外地打造了全新的身体，不仅身材和体形有了明显的改善，身体功能也有了质的飞跃，能够以良好的状态应对生活和工作。

大家可以在日常生活中不断地反复练习书中提供的这些动作，帮助自己保持良好的身体姿态和功能。

作者简介

汪敏加

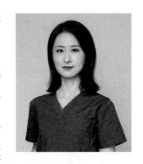

　　成都体育学院运动医学与健康学院教授、硕士研究生导师，副主任康复治疗师，北京体育大学博士，北京体育大学与成都体育学院附属体育医院联合培养博士后，从事女性健康与康复临床、科研与教学工作近十年；中华医学会运动医疗分会第五届委员会医务监督与促进健康学组成员，中国残疾人康复协会残疾人体育与健康专业委员会常务委员，四川省康复医学会康复教育青年委员会主任委员、第二届康复教育分会常务委员，四川省医学会物理医学与康复专业委员会第三届青年委员会副主任委员兼秘书；美国运动医学会认证生理学家（ACSM-EPC），世界物理治疗师联盟（WCPT）中国物理治疗师资专业化认证；主持、参与多支国家队、省队的运动伤病防治与康复保障项目；参编、参译专著10余本，主持、参与国家级、省部级等科研课题12项，在核心期刊发表学术论文20余篇；主要研究方向为女性康复与健康、运动对脑功能的影响。